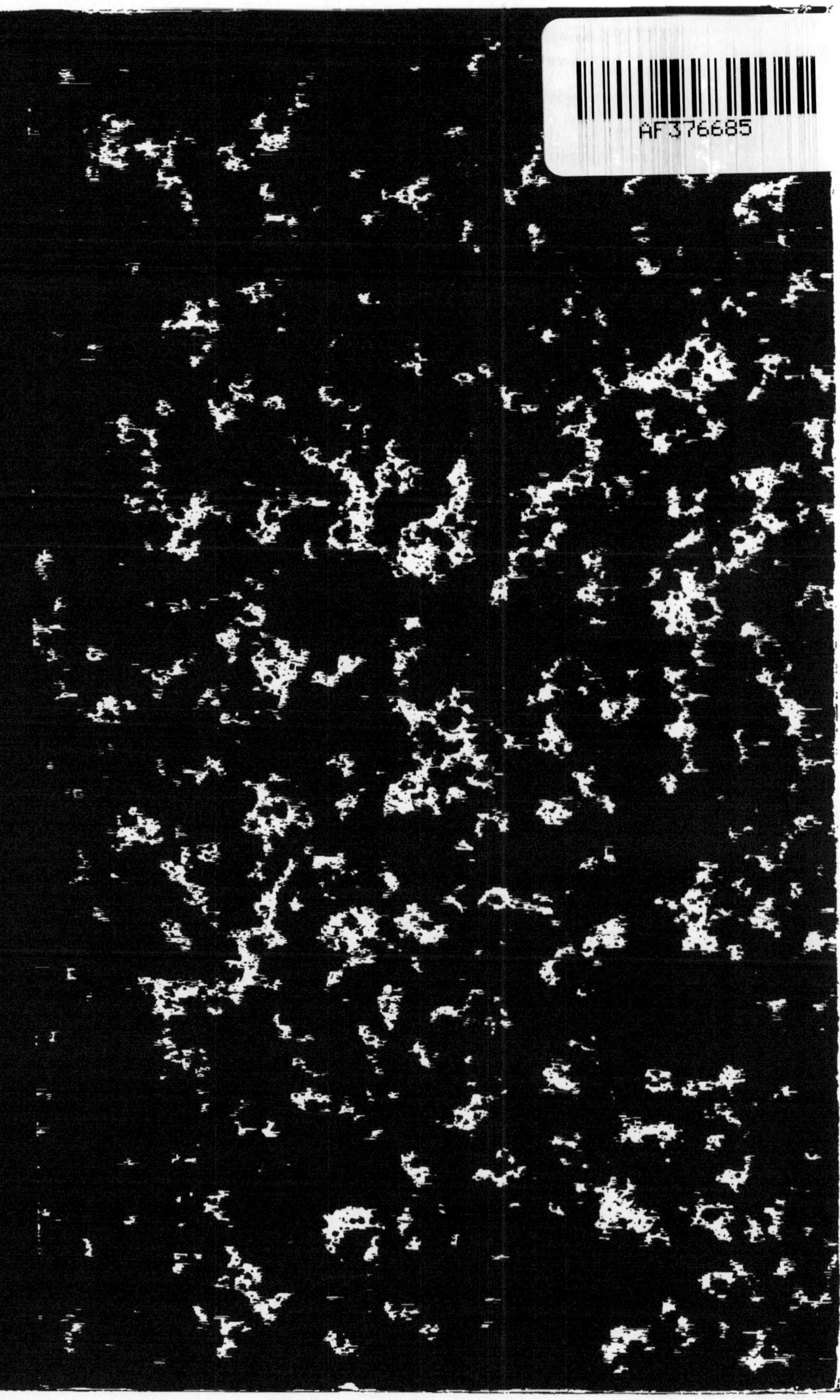

ESSAI

SUR

LA STRUCTURE MICROSCOPIQUE DU REIN

ESSAI

SUR LA

STRUCTURE MICROSCOPIQUE

DU REIN

PAR

CH. F. GROSS

DOCTEUR EN MÉDECINE
LICENCIÉ ÈS SCIENCES NATURELLES
ANCIEN PRÉPARATEUR DU COURS DE ZOOLOGIE ET D'ANATOMIE COMPARÉE
A LA FACULTÉ DES SCIENCES DE STRASBOURG
PREMIER INTERNE, AIDE DE CLINIQUE DE LA FACULTÉ DE MÉDECINE DE LA MÊME VILLE

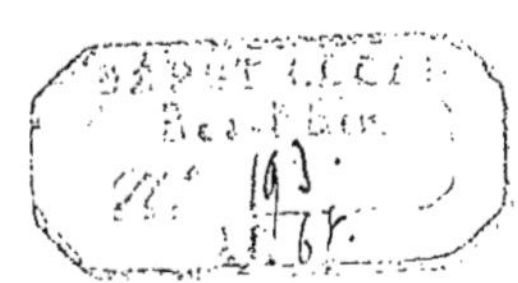

STRASBOURG

TREUTTEL ET WURTZ, LIBRAIRES

PARIS ET GENÈVE

CHEZ JOËL CHERBULIEZ

1868

STRASBOURG, TYPOGRAPHIE DE G. SILBERMANN.

ESSAI

sur la

STRUCTURE MICROSCOPIQUE DU REIN.

INTRODUCTION.

La structure du rein a été, dans ces dernières années, l'objet de nombreuses et minutieuses recherches de la part des histologistes allemands. Mais les beaux travaux de Henle, Roth, Schweigger-Seidel et autres sont entièrement ignorés en France; les ouvrages classiques, sauf celui de MM. Beaunis et Bouchard, n'en font auune mention. J'ai donc pensé qu'il ne serait pas sans intérêt de faire connaître les découvertes d'outre-Rhin et d'essayer de les vérifier par moi-même. Les difficultés que j'ai rencontrées en m'adressant aux reins de l'homme et des mammifères, ont été nombreuses, et j'aurais vivement désiré procéder du simple au composé, c'est-à-dire commencer par l'étude du rein chez les vertébrés inférieurs. Je n'ai pu remplir ce but qu'en partie, n'ayant obtenu jusqu'à présent de résultats satisfaisants que chez les Batraciens.

Je diviserai mon travail en trois parties. Dans la première j'étudierai séparément chacun des éléments du parenchyme rénal de l'homme et des mammifères; dans la deuxième j'exposerai le résultat de mes recherches sur les reins de la grenouille et du triton; enfin, dans la troisième partie j'indiquerai le manuel opératoire que j'ai suivi pour faire mes préparations.

PREMIÈRE PARTIE.

Du rein de l'homme et des mammifères.

COMPOSITION DU PARENCHYME RÉNAL.

Le parenchyme du rein des mammifères se compose de deux parties : la *substance médullaire* et la *substance corticale*.

Chez la plupart de ces animaux la substance médullaire est constituée par une masse de forme conique (*pyramide*), à base tournée vers la périphérie et à sommet unique (*papille*), s'avançant vers le hile. Chez l'homme elle est au contraire sous-divisée en quinze ou vingt portions, formant chacune une pyramide complète. Ce sont les *pyramides médullaires* ou *pyramides de Malpighi*. Leurs papilles convergent vers le hile. Sur une section pratiquée suivant le long diamètre du rein et passant par le hile, les pyramides présentent une coupe de forme triangulaire, de couleur pâle et offrant des stries qui se réunissent vers le sommet. La base de la section est convexe en dehors et limitée, sur des organes frais, par une ligne de couleur rouge foncé appelée par Henle *couche limite (Grenzschichte)* ou *zone vasculaire (gefässbüschelhaltige Zone)*. Cette coloration tient en effet, comme nous le verrons plus tard, à la présence de nombreux faisceaux de vaisseaux sanguins. Les pyramides sont séparées les unes des autres par des bandes de substance corticale appelées *colonnes de Bertin*.

La substance corticale se caractérise par une teinte jaunâtre et une surface de section granulée. La substance médullaire s'y prolonge par de petites bandelettes s'amincissant vers la périphérie ; ce sont les *prolongements de Ferrein, rayons médul-*

laires de Ludwig. Chacune d'elles est enveloppée de toute part par une couche de substance corticale proprement dite. Celle-ci se prolonge entre elles jusqu'à la substance médullaire et forme sous la capsule fibreuse une couche continue (*cortex corticis,* Hyrtl). Quelques anatomistes ont considéré la substance corticale comme étant sous-divisée en lobules, *lobules corticaux* (*lobules corticales de Huschke*), composés chacun d'un prolongement de Ferrein coiffé d'une couche de substance corticale.

Les deux substances du rein contiennent des canalicules glanduleux, des vaisseaux, des nerfs et un stroma.

CHAPITRE I.

CANALICULES URINIFÈRES.

§ 1. HISTORIQUE.

Les premières notions sur la structure du rein remontent au dix-septième et au dix-huitième siècle. Malpighi, en 1659, découvrit les granulations corticales et les décrivit comme *acini glandulaires.* Bellini, dans une série de travaux publiés de 1662 à 1666, exposa que les stries de la substance médullaire sont constituées par autant de tubes ou canaux (*tubes de Bellini*). Ferrein, en 1749, étudia les canaux flexueux corticaux, et leur indiqua comme origine les granulations de Malpighi; il constata en outre que les tubes de Bellini sont formés, non pas par un seul tube, mais par un grand nombre de petits conduits disposés et réunis sous forme de cônes allongés ou pyramides. Le nom de *pyramides de Ferrein* remplaça dès lors celui de tubes de Bellini. En 1828 Huschke rapporta les granulations de Malpighi au système vasculaire et déclara qu'elles sont constituées par un amas de petits vaisseaux. Cette structure fut vérifiée par Müller, mais le grand physiologiste de 1830 nia la connexion des glomérules avec les tubes corticaux. Ceux-ci, qu'il indiqua comme étant bien plus nombreux que ne l'avait pensé Ferrein, n'aboutissent pas, selon lui, aux glomérules, mais se terminent en culs-de-sac. Tous les anatomistes furent d'accord pour déclarer inexacte l'idée de Müller.

La discussion recommença en 1842. A cette époque Bowman reconnut la véritable terminaison des tubes contournés, terminaison en *capsule* entourant le glomérule. Ludwig la constata chez les reptiles, Müller chez les myxinoïdes, Hyrtl, Weber, Bidder la nièrent. Il se passa quelque temps jusqu'à ce que tous les anatomistes fussent convaincus; mais finalement ils reconnurent tous la théorie de Bowman, et considérèrent le rein comme formé par une réunion de canalicules, commençant sur les papilles, se ramifiant dans la substance médullaire, devenant tubes contournés dans la substance corticale et aboutissant à un renflement capsulaire enveloppant le glomérule.

Cette structure est généralement admise jusqu'en 1862. A cette époque Henle, professeur d'anatomie à Gœttingen, entreprend une nouvelle étude minutieuse du rein et découvre un système de canalicules complétement ignorés jusqu'alors. Partant de cette découverte fort intéressante, il émet des idées toutes nouvelles sur la structure et la physiologie de cet organe. Henle publia ses observations dans plusieurs recueils scientifiques [1]. En France nous en trouvons un exposé fort succinct dans les *Archives de médecine* [2] et dans le *Traité d'anatomie* de MM. Cruveilhier et G. Sée [3].

---

[1] Henle, *Nachrichten von der G. A. Universität zu Göttingen*, 1862, nos 1-7. *Zur Anatomie der Niere.* — *Abhandlungen der königl. Gesellschaft der Wissenschaften zu Göttingen*, 1862, t. X, p. 223. *Zur Anatomie der Niere.* — *Zeitschrift für ration. Medic.*, 1863, 3e série, t. XIX.

[2] Marc Sée, *Structure du rein. Arch. gén. de méd.*, 5e série, t. V, p. 176, 1865.

[3] Cruveilhier et G. Sée, *Anatomie descriptive*, 4e édit., 1866.

Structure du rein, d'après Henle.

Dans chacune des substances rénales, Henle décrit deux espèces de canalicules différant par le trajet, le calibre, la structure et les fonctions physiologiques.

Dans la substance médullaire, les uns, à diamètre plus large, s'ouvrent sur le sommet des papilles. Ce sont les *tubes de Bellini;* Henle les nomme *canaux ouverts (offene Kanälchen).* Les autres, plus étroits, parallèles aux premiers, se terminent à des distances variables de la surface papillaire, en se réunissant deux à deux par des anses. De là le nom de *canalicules à anses (schleifenförmige Kanälchen)* que leur donne Henle. Vers le sommet de la papille les deux espèces de canalicules diffèrent complétement par leur structure. Les tubes de Bellini ont une membrane propre, mince, apparaissant avec un contour unique, tapissée par une simple couche de cellules cylindriques. La membrane propre des tubes étroits est plus épaisse; elle est à double contour, l'épithélium est pavimenteux. Vers la base de la pyramide les différences s'effacent peu à peu. Les tubes de Bellini diminuent de diamètre, leurs cellules épithéliales s'aplatissent; les tubes en anse au contraire s'élargissent et leurs éléments épithéliaux se développent. Dans la couche-limite la distinction entre les deux classes de tubes devient impossible.

Dans la substance corticale les deux sortes de canalicules se retrouvent. Henle décrit 1° des tubes étroits à parois minces s'anastomosant entre eux et offrant un épithélium de cellules pavimenteuses, peu développées, à contenu clair et à noyaux plus ou moins saillants, et 2° des canaux plus larges, fortement contournés, à membrane propre épaisse et remplis par une masse finement granulée, dans laquelle on distingue difficilement des éléments celluleux; ces derniers aboutissent aux capsules de Bowman.

Pour trouver les rapports qui existent entre ces divers canalicules, Henle injecte des reins par l'uretère. Les résultats obtenus lui démontrent que les canalicules ouverts, arrivés dans l'écorce, parcourent les prolongements de Ferrein, s'y ramifient et se terminent aux tubes fins corticaux. Ceux-ci forment des anastomoses en arcades à convexité tournée vers la surface de l'organe. De ces anastomoses partent des canaux marchant vers la périphérie et se réunissant bientôt pour former une deuxième série d'arcades. De là, des branches terminales plus fines encore s'irradient dans toutes les directions. Celles qui naissent de la convexité des arcades montent vers la périphérie; quelques-unes d'entre elles retournent vers la moelle. D'autres ont dès le début un trajet recurrent plus ou moins ondulé et se recourbent plus tard pour revenir vers la périphérie. Toutes ces branches forment, par de nombreuses anastomoses, un réseau (*réseau cortical*) surtout développé vers la surface de l'organe. Les tubes granulés de l'écorce (canalicules contournés) remplissent par leurs circonvolutions les mailles du réseau cortical. Ils se continuent avec les tubes en anse de la substance médullaire. Cette connexion, dit Henle, n'est pas basée sur des faits aussi certains que celle du premier système de tubes. Cependant elle est prouvée par l'identité de l'épithélinm des deux sortes de canaux et par l'observation directe de quelques tubes étroits se continuant dans l'écorce avec des tubes ondulés. De plus, on ne peut y démontrer aucune autre terminaison.

Henle ne constate pas de communication entre les deux systèmes de canaux. « L'hypothèse la plus vraisemblable, dit-il, « de la réunion des tubes en anse avec les canaux droits est « facilement rejetée. En effet, les canalicules étroits restent tou- « jours dans les intervalles laissés par les tubes droits; ils leur « sont parallèles et ne s'anastomosent point avec eux. » L'injection par l'uretère remplit le réseau cortical, mais jamais les canicules en anse ni les canaux contournés. Henle ne constata pas sur des canalicules isolés le passage d'un canalicule injecté à un autre qui ne l'est pas, et pense qu'on ne peut lui faire l'objection que l'injection n'aurait pas pénétré assez loin. Si l'on rencontre parfois des canaux contournés injectés, Henle l'attribue à des déchirures produites sur les canaux étroits et à l'irruption de l'injection dans les canalicules larges. Il s'explique de la même manière comment les injections poussées par Bowman et Gerlach dans l'uretère des vertébrés inférieurs auraient pénétré jusque dans les capsules de Bowman. De plus, il pose l'hypothèse que chez ces animaux le rein pourrait être construit sur un type différent; que chez eux, un seul et même canalicule remplirait les fonctions dévolues à deux organes séparés chez les vertébrés supérieurs.

Pour Henle le rein est donc une glande renfermant deux systèmes de canalicules enlacés les uns dans les autres. Les canalicules du premier ordre sont munis d'un épithélium cylindrique; ils commencent au sommet de la papille, se ramifient et se terminent dans la substance corticale par un réseau. Les canalicules du deuxième système naissent dans l'écorce aux capsules des glomérules, sont contournés, deviennent rectilignes en entrant dans la moelle, se rétrécissent et s'anastomosent deux à deux en formant des anses. Leur épithélium est très-développé et granulé dans la substance corticale; il devient transparent dans la substance médullaire.

Des faits aussi surprenants, et en désaccord complet avec les opinions généralement admises, éveillent aussitôt l'attention des anatomistes allemands. De toutes parts on se met à l'œuvre pour contrôler les assertions de l'illustre professeur de Gœttingen. De nombreuses objections lui sont faites; malgré cela il persiste dans son opinion, et dans la dernière édition de son anatomie il décrit encore avec beaucoup de détails la structure du rein telle qu'il l'a établie en 1863.

Le premier micrographe qui ait fait une étude consciencieuse des travaux de Henle est Kölliker. Dans son *Traité d'histologie* de 1863[1] il reconnaît l'exactitude d'un grand nombre des observations de Henle, mais en rejette les conclusions. Pour Kölliker, les tubes droits des pyramides se continuent avec les tubes contournés. Il le démontre par des injections pratiquées d'après un procédé de Hyrtl et consistant à pousser une injection par l'artère rénale, de manière à rompre les glomérules, et à la faire passer dans les canaux urinifères. Kölliker remplit ainsi les tubes corticaux et un certain nombre de tubes droits sans la moindre extravasation. En même temps il constate d'une manière directe la continuité des tubes droits avec les tubes contournés. Les réseaux décrits par Henle, comme étant fournis par les tubes urinifères, n'existent pas selon lui. Kölliker dit bien qu'en injectant les tubes droits par l'uretère, on injecte des réseaux corticaux, mais des réseaux sanguins. Il ajoute que l'on sait depuis Bowman, et Henle rappelle même le fait, qu'une injection poussée par l'uretère passe très-facilement des canalicules glandulaires dans le système capillaire sans extravasation appréciable. L'examen direct de la substance corticale ne lui révèle aucune anastomose entre les canalicules urinifères. De plus, sur des reins injectés il ne découvre sur les coupes les plus fines aucune trace d'une deuxième espèce de canalicules non injectés. Dans les pyramides, dit Kölliker, les tubes étroits anastomosés en anse existent. Ce sont des canalicules urinifères; leur membrane propre et leur épithélium le prouvent. Kölliker constate ces tubes chez l'homme et le porc; il pense que chez le lapin Henle a pris pour tels des anses vasculaires, et que les canalicules en anse, contrairement à ce que prétend Henle, se continuent avec les tubes corticaux. Les injections

---

[1] Kölliker, *Handbuch der Gewebelehre des Menschen*, 4ᵉ édit., 1863, p. 520.

par l'artère démontrent le fait à l'auteur; des tubes corticaux elles pénètrent dans les anses. Comme d'autre part il est
prouvé que les canaux corticaux se continuent avec les tubes
droits, Kölliker admet, pour expliquer la présence des anses,
que certains tubes corticaux, avant de se réunir aux tubes
droits, décrivent des inflexions, les unes courtes, les autres
longues, descendant plus ou moins dans les pyramides. Il
essaie de prouver sa théorie par l'embryologie. Les reins de
l'homme, dit-il, au troisième mois de la vie intra-utérine, se
composent uniquement de canaux flexueux; quand les tubes
droits se forment et refoulent les canalicules contournés, quelques-uns d'entre eux peuvent conserver leur position initiale et
former plus tard les anses de Henle.

Henle répond à Kölliker dans le journal intitulé *Zeitschrift
für rationelle Medicin*[1], et lui reproche de ne pas avoir su
faire la distinction entre le réseau sanguin et le réseau glandulaire de la substance corticale. Les deux diffèrent par le
trajet et la structure des canaux qui les constituent. Le docteur Ehlers, cité par Henle, réussit à les injecter en couleur
différente sur un rein de porc. D'autre part Henle critique
vivement Kölliker d'avoir rejeté le résultat de ses injections
faites par l'uretère, en prétendant qu'elles avaient déterminé
des déchirures et ne pouvaient servir pour démontrer la continuité entre les tubes droits et le réseau cortical; et lui-
même emploie, pour prouver la continuité entre les tubes contournés et les tubes droits, un procédé d'injection où les rup-
tures sont la règle.

Pour prouver l'existence des tubes en anse dans les reins
de lapin et autres animaux, où Kölliker n'admet que des anses

---

[1] *Bericht über die Fortschritte der Anatomie im Jahre 1862*, von Dr Henle,
in *Zeitschrift für rationelle Medicin* von Henle und Pfeufer. 3e série, t. XIX
p. 113.

vasculaires, Henle injecte par l'artère rénale une solution gélatineuse de carmin : la gélatine transsude à travers le glomérule, le carmin y est retenu. Il montre de cette manière, dans
la substance médullaire, des anses vasculaires injectées en rouge,
à côté des tubes de Henle remplis de gélatine incolore.

Frey[1] cherche à prouver la continuité des canalicules droits
jusqu'aux glomérules à l'aide d'injections faites par l'uretère. Il
réussit, chez les poissons et les reptiles, à pousser l'injection
jusqu'aux capsules de Bowman. Il échoue complétement chez
les oiseaux et les mammifères. Selon lui, les injections de Kölliker et Hyrtl méritent à juste titre le reproche que leur fait
Henle. Rien ne prouve, dit-il, qu'il n'y ait de déchirure que sur
les glomérules et qu'il ne s'en fasse point sur les canalicules.

Dans un mémoire intitulé *De l'injection du rein chez les vertébrés*, Hyrtl[2] déclare avoir réussi chez les poissons cyprinoïdes
et les reptiles à injecter les canalicules urinifères depuis l'uretère jusqu'aux capsules de Bowman; il n'obtint jamais ce résultat chez les mammifères. D'autre part il fait observer que
dans la substance médullaire il existe un nombre considérable
d'anses vasculaires, qui rappellent les tubes en anse de
Henle et qui peuvent être le point de départ d'observations
erronées.

Luschka[3] considère les tubes en anse comme des appendices appartenant aux tubes contournés et établissant des anastomoses entre eux. L'auteur n'indique pas les raisons qui lui
font admettre cette opinion; il rejette la théorie de Henle comme
antiphysiologique.

[1] H. Frey, *Das Mikroskop und die mikroskopische Technik*, 1863, p 306.
[2] *Sitzungsbericht der kaiserl. Akademie der Wissenschaften*, t. XLVII,
p. 146. *Ueber die Injectionen der Wirbelthiernieren und deren Ergebnisse*,
von Prof. Hyrtl.
[3] H. Luschka, *Die Anatomie des menschlichen Bauches*, 1863, p. 299.

12

Les travaux de Krause[1] se rapprochent de ceux de Henle.
L'auteur constate dans les pyramides les deux espèces de canalicules et admet la terminaison des tubes ouverts à un réseau
cortical; ses observations portent sur des reins d'homme, de
cheval, de chien, de lapin et de bœuf.

Ludwig[2], dans une communication écrite faite à Henle en
août 1863 et publiée dans le journal de Henle, relate les résultats d'une série de recherches qu'il entreprit avec le docteur
Zawarykin de Saint-Pétersbourg. En novembre 1863, ces deux
observateurs présentent à l'Académie des sciences de Vienne
un mémoire[3] complet sur l'anatomie du rein chez le porc. Ex-
périmentant un procédé particulier d'injection et la macération
par les acides, ils arrivent aux conclusions suivantes: dans la
substance médullaire les tubes droits ont le trajet indiqué par
Henle; dans la substance corticale ils se ramifient une seconde
fois en plusieurs branches irrégulièrement contournées; chacune d'elles aboutit à un tube plus fin descendant dans la moelle
pour former une anse de Henle et se continuant par son intermédiaire avec les tubes corticaux proprement dits. Ludwig et
Zawarykin expliquent les réseaux corticaux vus par Henle et
Krause, par des entre-croisements nombreux de tubes d'un calibre et d'une direction variables. Les réseaux obtenus par une
injection de l'uretère sont des réseaux sanguins ou lymphatiques. La continuité entre les tubes droits et les anses de Henle
est démontrée pour eux: 1° par leurs injections, qui de l'uretère
ont pénétré jusqu'aux glomérules; 2° par les injections obte-

[1] *Nachrichten von der G. A. Universität und der königl. Gesellschaft der
Wissenschaften zu Göttingen*, 1863, n° 18.

[2] *Zeitschr. f. ration. Medicin* von Henle und Pfeufer, 3ᵉ série, t. XX, p. 185.
*Ueber den Zusammenhang der verzweigten Kanäle Henle's mit den gewun-
denen Schläuchen der Nierenrinde*, von Zawarykin und C. Ludwig.

[3] *Sitzungsberichte der Akademie der Wissenschaften*, t. XLVIII. *Zur Anatomie der Niere*, von C. Ludwig und Th. Zawarykin.

13

nues au moyen de leur procédé spécial. Ce procédé consiste à injecter les canaux glandulaires par l'artère rénale, non pas en produisant une rupture du glomérule, mais en employant une substance capable de transsuder des capillaires de Malpighi dans la capsule de Bowman. La masse chemine facilement jusqu'aux pores papillaires, sans occasionner de déchirure. Le doute n'est plus permis, disent les auteurs, quand on étudie les canalicules sur des reins macérés. Ils n'ont pu suivre le trajet complet d'un canalicule, mais ils ont pu voir des parties plus ou moins longues, dont la combinaison permet de composer le trajet du canalicule, depuis son origine jusqu'à sa terminaison. Les belles figures qui accompagnent le mémoire de Ludwig et Zawarykin ne représentent que le résultat de leurs injections et non celui de la macération par les acides.

Colberg[1] reprend l'étude du rein par les injections. Ses recherches portent sur des reins d'homme, de mammifères, d'oiseaux et surtout sur des reins d'embryons. Chez le porc il obtint une injection des capsules glomérulaires. D'après lui les deux espèces de canaux décrits par Henle existent, mais ne forment pas deux systèmes distincts. Les anses sont des prolongements que les tubes contournés envoient dans la substance médullaire avant de se jeter dans les tubes droits. Ceux-ci peuvent aboutir directement à des capsules.

Chrzonszczewski, en 1863[2], publie les résultats d'une première série de recherches. Il a poussé une injection dans les canaux contournés et jusque dans les capsules. Les tubes droits aboutissent donc aux capsules. En outre Chrzonszczewski admet qu'un certain nombre d'entre eux se terminent à des réseaux; d'autres en simples culs-de-sac.

---

[1] *Centralblatt f. die medicin. Wissenschaften*, 1863, nos 48 et 49.
[2] *Centralblatt f. die medicin. Wissenschaften*, 1863, no 48.

Les tubes en anse, dit l'auteur, sont des vaisseaux sanguins ; ce n'est que dans le voisinage de la substance corticale qu'il existe des anses à épithélium granulé, c'est-à-dire des anses urinifères. Chrzonszczewski arrive à ce résultat en employant une nouvelle méthode d'injection : l'injection physiologique. Il injecte du carmin dans le système veineux d'un animal vivant, et peut obtenir à volonté, soit une injection des canalicules, soit une injection du système vasculaire. La structure du rein devient ainsi très-complexe.

Voyant qu'à l'aide des injections on n'arrivait à aucun résultat satisfaisant, Schweigger-Seidel reprend l'étude du rein par la macération dans les acides. En novembre 1863[1], il rend compte de ses premières recherches. Il nie le réseau anastomotique périphérique et admet des anses urinifères dans la pyramide et la papille. Les tubes droits et les anses sont réunis dans l'écorce par des canaux particuliers, qu'il nomme *canaux* ou *pièces intermédiaires* (*Schaltstücke*). L'importance du procédé d'observation de Schweigger-Seidel est méconnue ; les anatomistes continuent à étudier le rein à l'aide des injections.

Max Schultze et Odhenius (1864)[2] injectent les anses et les canaux contournés chez le porc et le cheval. Sur des embryons de bœuf ils remplissent les capsules. Leurs observations se rapprochent de celles de Ludwig et Zawarykin.

Presque en même temps paraît le mémoire de Kollmann[3]. L'auteur entreprend une critique très-sévère des observations de Henle. Se basant sur ses injections il déclare que les tubes

---

[1] *Centralblatt f. die medicin. Wissenschaften*, 1863, n° 53.

[2] *Sitzung der niederrheinischen Gesellsch. f. Natur- u. Heilkunde*, 13. Januar 1864 (*Berliner klin. Wochenschr.*, 1864, n° 10).

[3] *Zeitschr. f. wissenschaftl. Zoologie* von v. Siebold und Kölliker, t. XIV, p. 112. *Zur Anatomie der Niere*, 1864.

droits arrivés dans la substance corticale se ramifient sans former de réseaux et passent rapidement à l'état de tubes contournés. Sur certains reins, injectés avec la matière de Gerlach,
Kollmann rencontre des réseaux analogues à ceux que figure
Henle. Il fait remarquer que la masse gélatineuse, au lieu
de former un cylindre et de remplir exactement la cavité des
tubes, se coagule très-irrégulièrement. Tantôt elle détache l'épithélium, tantôt elle passe entre lui et la membrane propre.
Les réseaux de Henle ne sont pas, pour Kollmann, des réseaux
sanguins comme le veut Kölliker, mais des réseaux simulés par
des tubes corticaux mal injectés, passant les uns sur les autres.
Kollmann isole des tubes à épithélium clair et d'autres à épithélium foncé remplis tous deux par la même matière à injection ; parfois celle-ci avait pénétré jusqu'aux capsules. Il admet
donc la continuité des tubes droits et des canaux contournés.
En outre il trouve des portions de canalicules dans lesquelles il
voit le passage de l'épithélium clair à l'épithélium granulé ;
quelquefois l'injection s'arrêtait exactement à l'endroit où l'épithélium devenait granulé. Il en conclut que l'épithélium peut
arrêter l'injection et explique ainsi les nombreux résultats né-
gatifs des auteurs.

Quant aux tubes de Henle, Kollmann les constate chez tous
les animaux qu'il examine. Il les voit difficilement sur le lapin,
facilement sur le chien. Il les rencontre surtout vers la base de
la pyramide ; les uns, et ce sont les plus nombreux, ont de
l'épithélium transparent, les autres, de l'épithélium granulé. Les
différences de diamètre de ces tubes lui paraissent artificielles.
L'épithélium peut être exprimé, soit par l'élasticité naturelle
des parois, soit par l'effet des réactifs, et le canal se rétracte
sur lui-même. Kollmann admet que les canaux contournés sont
trop nombreux pour pouvoir tous se placer dans la substance
corticale. Il pense donc que les plus voisins de la couche

limite plongent dans la moelle et y forment des anses. Le mémoire de Kollmann, manquant à peu près complétement de
figures, ne résout aucun problème de la discussion.

Roth [1] (1864) emploie la macération par l'acide chlorhydrique; ses observations se rapprochent de celles de Schweigger-
Seidel. Elles démontrent que chez le mouton les canaux contournés descendent dans la moelle, s'amincissent, décrivent
des anses, puis remontent vers l'écorce et aboutissent à un canal particulier appelé *canal de réunion (Verbindungskanal)*;
les tubes droits suivent dans l'écorce une direction parfaitement rectiligne, ne s'anastomosent ni se bifurquent, mais reçoivent les canaux de réunion. Parfois la macération lui permet
d'isoler un tube de réunion en continuité, d'une part avec un
tube droit, d'autre part avec un tube de Henle.

Dans une thèse soutenue à Halle (1864), Steudener [2] vérifie
les résultats de Roth sur le porc, le mouton, le chat, le lapin,
le rat, la souris.

Hertz [3] reconnaît l'existence des tubes que Roth appelle *canaux de réunion*, mais les considère comme des parties acces-
soires et les nomme *circonvolutions secondaires (Nebenwindun-
gen)* des canalicules.

Chrzonszczewski [4] ayant continué ses recherches sur des reins
injectés *physiologiquement*, publie un grand mémoire dans les
Archives de Virchow de l'année 1864.

L'auteur expose avec de nombreux détails les idées déjà men-

---

[1] *Schweizerische Zeitschrift f. Heilkunde*, t. III, p. 1. *Untersuchungen über die Drüsensubstanz der Niere*, von M. Roth.

[2] Steudener, *Nonnulla de penitiore renum structura et physiologica et pathologica.* Halis 1864.

[3] *Die Drüsensubstanz der Niere. Greifswalder medicinische Beiträge*, 1864, t. III, p. 93.

[4] Chrzonszczewski, *Zur Anatomie der Niere. Virchow's Archiv*, n° 55; t. XXXII, p. 152.

tionnées en 1863, et attaque fortement ses prédécesseurs. Il décrit aux tubes médullaires trois espèces de terminaisons : 1° terminaison en un réseau plus riche et plus serré que celui que Henle figure, et surtout développé chez l'homme, le veau, le porc. Il s'étend longuement sur les difficultés de préparation de ce réseau; 2° terminaison en cul-de-sac, passant très-facilement inaperçu; 3° terminaison aux tubes contournés et aux capsules. Ces deux organes peuvent être injectés par l'uretère. Pour Chrzonszczewski la plupart des canaux de Henle sont des anses vasculaires; ceux de la base de la pyramide sont seuls des canalicules urinifères, seuls ils sont injectables par l'uretère. D'après lui, la macération dans l'acide chlorhydrique ne peut servir pour distinguer les deux espèces d'anses, les vaisseaux sanguins résistant à l'action de l'acide aussi longtemps que les canaux urinaires; de plus l'acide altère profondément et dissout même les cellules épithéliales des tubes urinifères.

Stein [1], dans une courte notice, insérée dans le *Centralblatt für die medicinischen Wissenschaften*, déclare qu'il n'a jamais pu injecter les tubes urinifères plus loin que les pyramides corticales; il admet néanmoins que les tubes contournés se continuent avec les tubes droits par l'intermédiaire des anses de Henle.

Schweigger-Seidel [2] (1865), dans un mémoire très-estimé, expose avec beaucoup de détails les résultats auxquels il est arrivé en employant la méthode d'isolement des canalicules, résultats déjà relatés en partie en novembre 1863. Ses recherches portent sur les reins de petits mammifères (souris et taupe). Schweigger-Seidel étudie avec attention les tubes de

---

[1] Stein, *Zur Anatomie der Niere. Centralblatt für die medicin. Wissenschaften*, nᵒˢ 43 et 48 (1864).

[2] Schweigger-Seidel, *Die Niere des Menschen und der Säugethiere in ihrem feineren Bau.* Halle 1865.

Henle ; il les trouve composés d'une portion large et d'une portion étroite ; l'anse porte tantôt sur l'une, tantôt sur l'autre des deux parties. La partie étroite vient des canaux corticaux , la portion élargie aboutit à un tube irrégulier par sa forme et son trajet, appelé *partie intermédiaire (Schaltstück)*. Ce tube réunit les anses aux tubes droits des pyramides de Ferrein. Les descriptions de Schweigger-Seidel sont assez complexes, mais accompagnées de nombreuses figures. Entre autres Schweigger-Seidel représente deux préparations obtenues, l'une sur un rein de taupe, l'autre sur un rein de cochon d'Inde, préparations, où canal contourné, anse, *Schaltstück* et tube droit sont en continuité. Il lui semble que tous les canalicules portent des anses, et que les auteurs, tels que Kollmann et Ludwig, qui admettent une réunion directe des tubes droits avec les tubes contournés, ont pris les *tubes intermédiaires* pour des canaux circonvolutés.

Stein [1], presque en même temps, présente à la Société des sciences naturelles de Giessen un mémoire publié dans le journal de Würzbourg, et dans lequel il admet que la réunion entre les deux systèmes de canalicules se fait par un réseau. De plus, des glomérules qu'il appelle *granulations rénales*, partent les canalicules contournés, s'enfonçant plus ou moins loin dans les pyramides, se rétrécissant et formant des anses. Il voit arriver les branches ascendantes dans l'écorce, y constituer un réseau anastomotique d'où sortent les tubes droits. Les recherches de Stein ont été faites sur des reins de mammifères, surtout de chats. Quelques observations ont été prises sur des reins d'embryons. Les procédés de préparation employés sont : l'injection et la macération. Les injections de Stein ne dépas-

---

[1] *Die Harn- und Blutwege der Säugethierniere. Würzburger medicinische Zeitschrift* , 1865.

sèrent jamais les anses. Les résultats obtenus par la macération ne sont démontrés par aucune figure.

Frey[1], dans son *Manuel d'histologie de 1865*, résume les travaux faits par ses devanciers et les vérifie en partie, soit par la méthode par isolement, soit par les injections. Ces dernières, dit-il, pénètrent difficilement plus loin que les tubes ascendants des anses et très-rarement jusqu'aux tubes contournés et aux capsules.

En décembre 1865, Henle[2] publie une nouvelle édition de son anatomie; malgré les nombreux travaux qui parlent contre sa manière de voir, il ne modifie nullement sa description de la structure du rein. A la p. 309 il dit que les résultats de Frey et de Hyrtl confirment sa théorie, et met en doute les injections de Ludwig et Zawarykin; à la p. 315 il déclare encore que jamais sur des pièces macérées il n'a constaté de continuité entre les deux systèmes des canalicules.

Les travaux de Roth et de Schweigger-Seidel ne sont nullement mentionnés dans son exposé. Ce n'est qu'au dernier alinéa de la préface que Henle cite Schweigger-Seidel comme ayant constaté une continuité entre les tubes en anse et les tubes droits.

L'année 1866 ne fournit aucun travail nouveau sur la question. L'étude du rein paraît abandonnée pour quelque temps.

L'édition de 1867 du *Traité d'histologie* de Frey[3] traite avec détail des travaux faits sur le rein; mais l'auteur ne cite aucune observation personnelle.

---

[1] Frey, *Das Mikroskop und die mikroskopische Technik*, 2e édit., 1865, p. 289.

[2] Henle, *Handbuch der systematischen Anatomie des Menschen*, t. II, p. 295, 1866.

[3] Frey, *Handbuch der Histologie und Histochemie des Menschen*, 2e édit., t. 86, p. 566.

Kölliker[1], dans un ouvrage tout récent, s'étend longuement sur la structure du rein. Ses observations sont faites sur le porc et le chien; elles se rapprochent de celles de Schweigger-Seidel. Il décrit aux canalicules deux portions bien distinctes: *a*) une portion sécrétante (*absondernder Theil*), constituée par 1° la capsule, 2° le canal contourné, 3° l'anse de Henle, composée d'une partie rétrécie et d'une partie élargie dont la structure rappelle celle du tube contourné; *b*) une partie excrétante (*ausführender Theil*), formée par 1° un tube étroit qui continue la branche montante de l'anse, 2° le canal anastomotique, canal contourné, anguleux, se jetant avec plusieurs autres semblables dans 3° le tube de Bellini. Kölliker démontre la continuité des deux systèmes, par l'étude de canalicules isolés, et surtout par les injections faites par l'uretère sur le porc, le chien, le mouton, le cheval et le lapin. Les anses de Henle sont assez facilement injectées, les tubes contournés; les capsules le sont au contraire très-difficilement. Kölliker ne constate ni anastomoses, ni réseaux formés par les tubes droits corticaux.

Rindowsky[2] répète les observations de Chrzonszczewski. Il déclare comme lui que les canalicules droits se terminent en cul-de-sac, à des capsules et à des réseaux. Il dit également que les canaux contournés peuvent être injectés par l'uretère, qu'ils communiquent avec les tubes droits par des anses contenues dans la moitié supérieure de la pyramide; celles de la papille étant fournies par les vaisseaux.

Tous ces travaux, si nombreux depuis 1862, sont à peu près ignorés en France. Nous avons cité plus haut le résumé des re-

---

[1] Kölliker, *Handbuch der Gewebelehre*, 5° édit., 1867.

[2] Rindowsky, *Zur Kenntniss der Harnkanälchen*. Charkow, 1868, in *Archiv f. path. Anat. und Physiologie*, von R. Virchow, 1867, t. XLI, p. 278.

cherches de Henle, qui se trouve dans les *Archives de médecine,* et dans le *Traité d'anatomie* de MM. Cruveilhier et G. Sée. Quelques autres mémoires sont analysés par M. le professeur agrégé Beaunis dans la *Gazette médicale de Paris.* Tout récemment le résultat des observations de Roth et de Schweigger-Seidel a été publié dans le *Traité d'anatomie descriptive* de MM. les professeurs agrégés Beaunis et Bouchard.

Les *Traités d'histologie* de MM. Fort et Pouchet, publiés en 1863, époque où la théorie de Henle avait à peine paru, ne parlent pas des tubes fins des pyramides; rappelons cependant que M. Fort décrit aux tubes droits plusieurs terminaisons, qui sont : des anastomoses, des culs-de-sac et des capsules, c'est-à-dire absolument les mêmes que celles que Chrzonszczewski reconnaît deux ans plus tard.

Le seul travail original qui ait paru en France est celui de M. Sucquet[1]. M. Sucquet, dans un mémoire intitulé : *D'une circulation du sang spéciale au rein,* simplifie singulièrement la partie glandulaire du rein. Pour lui, les tubes droits sont seuls des canalicules urinifères se terminant dans l'écorce par des ramifications.

§ 2. ÉTUDE DES CANALICULES URINIFÈRES.

I. Canalicules de la substance médullaire.

1) CANALICULES DROITS OU DE BELLINI.

1° *Trajet.*

a) *Pores papillaires.* Les canalicules médullaires commencent sur le sommet des papilles, par de petites ouvertures appelées *pores papillaires.* Ces pores sont au nombre de 15 à 20 ; ils ont

[1] Sucquet, *D'une circulation spéciale au rein des mammifères.* Paris 1867.

une forme ronde, ou légèrement ovale et mesurent d'après M. Morel en moyenne 1/5 de millimètre de diamètre. Kollmann indique des dimensions un peu moindres ($0^{mm},15$ à $0^{mm},12$). Henle de plus fortes ($0^{mm},20$ à $0^{mm},30$). Chez les animaux la forme et les dimensions varient beaucoup.

b) *Troncs des canalicules droits.* Les pores papillaires conduisent dans de petits canaux correspondant avec eux en nombre et en diamètre. Ce sont les troncs primitifs des canalicules médullaires ; tout près de leur origine ils se divisent en deux ou trois rameaux.

c) *Canalicules droits.* Chaque branche de bifurcation des troncs primitifs porte deux canalicules droits (*canalicules ouverts, offene Kanœlchen* de Henle). Ces canalicules augmentent rapidement en nombre, par des divisions dichotomiques successives. Quelques auteurs admettent qu'ils se partagent en trois ou quatre branches ; je n'ai jamais pu observer ce genre de division. A une certaine distance de la papille les ramifications deviennent très-rares, au point qu'on les a même niées complétement.

Tous ces canaux se séparent les uns des autres en formant des angles très-aigus et suivent un trajet rectiligne à travers toute la hauteur de la pyramide. Ils sont donc à peu près parallèles. Les canalicules naissant des pores centraux sont parallèles à l'axe de la pyramide ; ceux de la périphérie sont obliques de dedans en dehors. Les plus externes cheminent pendant quelque temps sous la surface de la papille, à la manière des tiges rampantes, pour me servir d'une comparaison de Henle. Il résulte de là que les canalicules rayonnent du sommet de la papille vers la surface du rein, et que leur réunion constitue une masse de forme pyramidale, à base dirigée vers la substance corticale.

Henle le premier rendit attentif à la concentration vers la

papille des ramifications des canalicules et la décrit sous le nom de *ramification papillaire des tubes ouverts*. Selon lui, dans la pyramide proprement dite les canalicules ne se divisent plus. Ludwig, Roth sont du même avis; Kollmann prétend, au contraire, que les ramifications se font dans toute l'étendue de la substance médullaire. Schweigger-Seidel admet le fait chez les jeunes animaux; chez les adultes il décrit la ramification papillaire de Henle. Chez l'homme cela me paraît exact. Sur des reins d'enfant, je vis des bifurcations de canalicules à une distance assez considérable de la papille; chez l'adulte je les vis toujours tout près de son sommet; de même chez les petits animaux (taupe, souris et chauve-souris). Quant au nombre des ramifications que présente un seul et même tronc de canalicules droits, Schweigger-Seidel a cherché à le donner en chiffres; cette évaluation me semble n'avoir aucune importance.

2° *Diamètre.*

Le diamètre diminue rapidement par suite des ramifications successives. Les premiers canalicules mesurent 1/6 de millimètre, d'après M. Morel. Dans les ramifications suivantes, le diamètre tombe à 1/25 de millimètre. D'après Henle ce calibre est atteint à une distance de 5 millimètres du sommet de la papille. Les diamètres donnés par les différents anatomistes varient assez notablement, surtout quand il s'agit d'animaux. Cela s'explique aisément : tantôt les mesures ont été prises sur des canalicules vides, tantôt sur des canalicules injectés; tantôt sur des coupes faites sur des organes durcis, tantôt sur des préparations obtenues par macération chimique. Tout ce que l'on peut affirmer, dit Schweigger-Seidel, c'est que le rapport du diamètre des tubes droits à celui de leurs troncs est comme 1 à 4.

3° *Structure.*

Les troncs semblent manquer de membrane propre ; leur contour est formé par une simple ligne, ne paraissant être que la ligne de contour du stroma (pl. I, fig. I, 1). Plusieurs anatomistes les ont décrits comme de véritables lacunes creusées dans le stroma de la papille. Dès lors ils les ont séparés des canalicules droits, en leur donnant les noms de *canaux papillaires*, *lacunes papillaires*, qui rappellent les anciennes dénominations de *vaisseaux papillaires*, de *foveœ*, données par Ferrein, Schumlansky, Eysenhardt.

Dans les tubes droits proprement dits, la membrane propre apparaît peu à peu sous forme d'une membrane fine et transparente (pl. I, fig. IV, 1). L'épithélium est simple et formé par des cellules cylindriques très-peu élevées (pl. I, fig. VII, 2), dont la base est appliquée sur la paroi, et le sommet tourné vers la lumière du canalicule. Dans les troncs la hauteur des cellules est en moyenne de $0^{mm},02$ à $0^{mm},03$, d'après Henle ; au milieu de la pyramide les canalicules ne présentent plus que des cellules de $0^{mm},016$ de hauteur. Chez l'enfant les cellules ont, en moyenne, $0^{mm},0126$ de hauteur et $0^{mm},0084$ de largeur ; chez l'adulte $0^{mm},0210$ de hauteur et $0^{mm},0168$ de largeur. Le contenu des cellules est légèrement granulé ; le noyau très-apparent et muni, d'après Roth, d'un nucléole. A la surface des papilles cet épithélium se continue avec l'épithélium du calice.

Préparation. Pour voir les pores, leur situation sur le sommet des papilles, il suffit d'examiner celles-ci avec une loupe. Pour constater l'existence des troncs papillaires et leur division, je recommande la préparation suivante : enlever le sommet de la papille par une section perpendiculaire à son axe, placer la préparation par sa surface de section sur le porte-

objet, de manière à diriger la surface papillaire vers le microscope. La pièce montre un ou plusieurs pores avec leurs canaux
papillaires, dans lesquels la vue plonge perpendiculairement
de dehors en dedans. Elle prouve l'absence de paroi propre et
la nature de l'épithélium. Si par quelques lavages on fait tom-
ber cet épithélium, on voit, à l'extrémité des canaux papillaires, l'origine de deux ou trois canalicules droits et quelquefois même leur division ultérieure. La fig. I, pl. I représente le
dessin d'une pareille préparation.

Pour étudier le trajet et les ramifications des canalicules droits,
on fait des coupes suivant l'axe de la pyramide. On constate
ainsi le trajet rectiligne des canalicules et l'existence des bifurcations. Ces deux faits se vérifient plus facilement encore, si
les canalicules sont injectés. Sur des reins de nouveau-né, où
les canalicules sont remplis par des infarctus uriques, la grande
transparence du tissu de la papille permet de reconnaître les ramifications primitives.

Les coupes transversales de la pyramide font voir la structure
et le diamètre des canalicules ; faites à diverses hauteurs, elles
montrent la diminution successive du diamètre (pl. I, fig. II
et III). Sur une coupe pratiquée dans la papille, la membrane
propre est mince et peut facilement passer inaperçue (pl. I,
fig. IV, 1). Les sections des tubes droits sont des trous circu-
laires assez rapprochés les uns des autres et semblant limités
par le stroma. Elles sont bordées par une simple couche d'épithélium (pl. I, fig. 7). Sur des coupes fines les cellules tombent
ordinairement. Vers la base de la pyramide, les coupes des
tubes droits offrent les mêmes caractères, mais ont un diamètre plus petit. La membrane propre est peut-être plus facile
à apercevoir, c'est une simple ligne limitant la section. L'épithélium est formé par des cellules un peu moins hautes. Sur
des reins injectés les sections des tubes droits sont remplies

par la matière à injection. L'épithélium peut avoir disparu, être resté en place, ou bien se trouver au milieu du tube sous forme d'un amas de cellules.

2) CANALICULES EN ANSE OU CANALICULES DE HENLE.

1° *Démonstration.*

A côté des canalicules droits qui viennent d'être décrits, la pyramide renferme encore un grand nombre de canalicules plus fins, décrits pour la première fois avec détails par Henle. Aussi Kölliker propose de les appeler *canalicules de Henle*; j'adopterai cette dénomination dans mes descriptions. Henle découvrit cette deuxième classe de canalicules, en étudiant attentivement des coupes perpendiculaires à l'axe des pyramides. L'existence de ces tubes est facile à démontrer sur une pareille section. Lorsqu'elle est pratiquée vers le sommet de la pyramide (pl. I, fig. II, 1), on y voit, comme nous savons, les sections des canalicules droits déjà décrites. Dans les ponts de stroma reliant ces canalicules on distingue les sections des tubes de Henle. Ce sont de petits trous de grandeur inégale (pl. I, fig. II, 2), mesurant en moyenne chez l'adulte $0^{mm},02$ de diamètre. Ils sont limités par une ligne simple, qui à un fort grossissement apparaît quelquefois double (pl. I, fig. IV, 2), ce qui indiquerait une certaine épaisseur de la membrane propre. L'épithélium qui les tapisse peut varier; dans les uns il est composé de cellules pavimenteuses aplaties, à noyau proéminent vers la lumière du tube (pl. I, fig. IV, 2). Dans quelques tubes l'épithélium paraît plus développé et formé par des cellules cuboïdes (pl. I, fig. IV, 3). Vers la base de la pyramide, à mesure que le diamètre des canalicules droits diminue, le nombre des tubes fins augmente (pl. I, fig. III). Les sections se montrent encore avec les mêmes caractères; on trouve les denx épithéliums (pl. I, fig. V). Contre la substance corticale la majorité des tubes offre des cellules cuboïdes. Il est à noter que les sections des vaisseaux sanguins sont très-faciles à reconnaître, grâce aux globules sanguins qu'ils renferment presque toujours (pl. II, fig. V, 4). La description que Henle donne des coupes de la pyramide diffère un peu de la mienne. Henle, en vue de sa théorie sans doute, dit que vers la papille on ne trouve que des tubes fins à épithélium pavimenteux; vers la base de la pyramide que des tubes fins à épithélium glanduleux. Le fait me paraît inexact. Sur les coupes du sommet, les tubes à épithélium pavimenteux sont à peu près les seuls qui existent; vers la base les tubes à épithélium pavimenteux et ceux à épithélium plus développé sont toujours réunis. Vers l'écorce, quand les tubes de Bellini diminuent de diamètre, les tubes fins granuleux, au moins un certain nombre d'entre eux, augmentent de diamètre. La cellule épithéliale des premiers s'affaisse, celle des seconds se développe. Il en résulte que la distinction entre les deux peut devenir assez difficile.

Sur des coupes longitudinales les tubes de Henle peuvent facilement se suivre sur une certaine longueur. On les voit à côté des canalicules de Bellini (pl. II, fig. I). Près de la papille ils paraissent rares; dans la pyramide et la couche limite ils sont tellement nombreux qu'ils masquent entièrement les tubes larges. Sur des reins où les canalicules sont injectés, la distinction est facile.

S'il est aisé de démontrer l'existence des tubes étroits, il est par contre très-difficile de montrer leurs connexions. Vers la base de la pyramide ils se perdent dans la substance corticale où nous les retrouverons plus tard. En les poursuivant vers la papille, on voit qu'ils restent sans cesse situés entre les tubes larges exactement parallèles à eux. Jamais ils ne montrent de divisions, jamais d'anastomose avec les canalicules de Bellini.

Henle déclara le premier qu'ils se réunissent deux par deux en anse. Plusieurs anatomistes, surtout Chrzonszczewski, contestent à Henle la priorité de sa découverte, et prétendent que Ferrein a déjà décrit ces tubes. Henle avoue lui-même que Ferrein a peut-être entrevu les tubes en anse quand il décrit, sous le nom de *tuyaux serpentants*, des canalicules droits quittant leur marche descendante vers la papille et remontant vers la moelle pour ne reprendre que plus tard leur direction primitive. Il est facile de voir, en inspectant les figures que donne Ferrein, que ces *tuyaux serpentants* ne ressemblent en rien aux tubes en anse. Depuis Henle plusieurs observateurs ont vu des anses sur des reins normaux et surtout des reins pathologiques.

Sur les reins normaux, dit Henle, on voit parfois deux canalicules étroits se réunir en anse à convexité tournée vers la papille. Ces anses sont très-visibles sur les coupes longitudinales traitées par une solution faible de potasse. Le réactif dissout les cellules épithéliales, les globules sanguins, et laisse apparaître sur un fond pâle des anses nombreuses. Roth traite les coupes par l'acide chlorhydrique. Par cet agent, dit-il, les tubes droits sont dissociés, le stroma et les vaisseaux dissous et les anses se voient en grand nombre.

La plupart des observateurs constatèrent les anses sur des reins pathologiques. D'après Henle, il arrive parfois qu'elles sont fortement infiltrées de graisse, ce qui les rend très-apparentes. Kollmann constate également cette infiltration graisseuse chez le chien et le porc.

Sur des reins atteints de maladie de Bright, parfois aussi sur des reins normaux, Henle et Roth ont vu les tubes fins remplis par une matière homogène brillante (cylindres gélatineux ou fibrineux). Ils signalent encore d'autres dépôts qui peuvent s'y rencontrer.

D'après Roth, certains reins de vieillards présentent dans la papille des stries jaunâtres, ne s'enlevant pas par des lavages. Le microscope montre que ces stries sont produites par une substance cristalline (infarctus calcaire) contenue dans des canaux étroits situés entre les tubes de Bellini et les vaisseaux. En même temps il révèle que plusieurs de ces canaux se réunissent en anses.

J'ai essayé avec ces données de vérifier l'existence des anses. Sur des coupes faites suivant l'une des pyramides médullaires de reins humains parfaitement sains et frais, les anses peuvent passer inaperçues. J'ai rencontré fréquemment un tube à trajet courbe, ansiforme, mais où il est difficile de poursuivre le trajet des deux branches de l'anse (pl. II, fig. I). Rien ne prouve dès lors que j'aie eu sous les yeux une anse de Henle. En effet, un canalicule peut quitter tout d'un coup sa direction rectiligne, se recourber en anse et ne reprendre que plus tard sa direction primitive. D'autres fois, deux canalicules étroits, ayant marché pendant un certain trajet parallèlement aux autres tubes, se rapprochent subitement l'un de l'autre et s'entre-croisent en 8 de chiffre. Un examinateur superficiel peut prendre cet entre-croisement pour une anse, surtout si les deux tubes ne peuvent être suivis plus loin. L'emploi de la potasse ne m'a pas rendu sur les reins sains les services que Henle lui attribue. Ce réactif dissout rapidement les tissus. L'acide chlorhydrique lui est de beaucoup préférable. Si l'on traite une préparation par cet agent, les vaisseaux sanguins, les tubes larges sont dissociés, les tubes étroits seuls résistent. J'ai pu dès lors, sans difficulté aucune, voir les nombreuses anses qu'ils forment (pl. II, fig. II).

Pour rechercher les anses dans les reins malades, la potasse et l'acide chlorhydrique sont très-utiles. En effet, si l'épithélium des anses est infiltré de graisse, l'emploi de ces réactifs

fait pâlir les préparations et apparaître les anses très-distincte-
ment (pl. II, fig. II et IV).

Chez les animaux les anses existent comme chez l'homme; j'en
ai vu sur des reins de cheval, de chien, de porc (pl. II, fig. II).

Il est facile de s'assurer que les anses augmentent du sommet
de la pyramide vers la base. Dans le voisinage de l'écorce elles
sont très-nombreuses.

Pour suivre le trajet des tubes en anse, il faut dissocier les
canalicules par la macération acide. C'est ainsi que Henle y constata les changements d'épithélium. C'est par la même opération
que Schweigger-Seidel et Roth, qui ont étudié la question après
lui, isolèrent des anses et examinèrent les canalicules dont ils
sont formés. Dans la moitié interne des pyramides on constate,
sur des préparations ainsi obtenues, des tubes larges, fortement
endommagés, et, de plus, des tubes plus étroits à contenu
transparent, et dont quelques-uns apparaissent réunis en anses.
Dans la partie basilaire des pyramides les tubes fins sont plus
nombreux. Les uns offrent les mêmes caractères que vers le
sommet de la pyramide, c'est-à-dire qu'ils sont transparents,
les autres s'élargissent (de 0^{mm},014 à 0^{mm},027 et 0^{mm},03 d'après
Roth); leur contenu devient granulé. Les anses ont augmenté
en nombre; elles présentent une partie étroite et claire et une
partie large et granulée. Le changement de l'une à l'autre se fait
à des hauteurs variables. Les deux portions distinctes des anses
ressemblent en tout point aux deux sortes de canalicules qu'on
rencontre à côté d'elles. D'après cela il est permis de conclure
que les tubes étroits proviennent d'anses situées plus près de la
papille. Chez les animaux, les différentes parties de l'anse sont
très-distinctes. Chez les rongeurs et la chauve-souris, on reconnaît plus facilement la portion large et la portion rétrécie de
l'anse. Témoin la fig. VII, pl. IV, tirée de la pyramide d'une
chauve-souris.

31

Il est donc certain : 1º que les tubes de Henle augmentent progressivement du sommet vers la base de la pyramide; 2º qu'ils se réunissent en anses; 3º qu'ils offrent dans leur trajet des modifications du diamètre et du contenu.

On peut donc donner la description suivante des tubes de Henle :

2º *Description.*

Les tubes de Henle sont des tubes étroits entrant en masse de l'écorce dans la moelle, marchant parallèlement aux tubes de Bellini et se réunissant deux par deux en anse. On y distingue trois parties, qui sont : l'anse et ses deux branches. Le diamètre des tubes de Henle est inférieur à celui des tubes de Bellini. Il varie pendant le trajet du tube; sur une certaine longueur de l'anse il est large, puis il se rétrécit environ des trois quarts et forme un tube très-étroit. La partie étroite mesure chez l'homme de $0^{mm},012$ à $0^{mm},014$, la portion large $0^{mm},026$. La portion étroite ne manque jamais, mais elle peut être plus ou moins longue. Chez le porc, elle n'est parfois qu'un rétrécissement (Schweigger-Seidel). Dans les préparations par isolement, elle est presque toujours déchirée. L'anse est tantôt formée par la partie étroite, tantôt par la partie large; dans ce dernier cas, la portion étroite est tout entière comprise dans une des branches de l'anse. On comprend aisément que les anses formées par la partie étroite passent facilement inaperçues et que les anses larges soient seules visibles. Près de la papille les anses sont toutes formées par la partie rétrécie et leurs branches s'élargissent en montant vers la base de la pyramide. Pour certains auteurs, c'est à l'entrée dans la couche-limite qu'a lieu l'augmentation de diamètre. Vers l'écorce l'une des branches, l'anse et la partie inférieure de la deuxième branche sont larges; la partie supérieure de cette dernière est seule rétrécie.

Les anses étroites sont toujours simples, les anses élargies sont parfois contournées. Schweigger-Seidel décrit plusieurs formes irrégulières. La branche large peut, d'après le même auteur, être ou convolutée ou ondulée.

3° *Structure.*

La membrane propre est plus épaisse que dans les tubes de Bellini; elle a un double contour (pl. I, fig. IV, 2, et V, 2). L'épithélium offre des changements en rapport avec les variations du diamètre du tube. Ces changements sont surtout visibles chez les animaux. Chez la chauve-souris, par exemple, la partie large possède un épithélium de cellules fortement granuleuses (pl. III, fig. X). La partie étroite, au contraire, est tapissée d'un épithélium aplati, transparent, formé de petites cellules claires (pl. III, fig. XI). Sur les pièces traitées par l'acide chlorhydrique, l'épithélium peut être modifié de différentes manières; généralement on remarque une formation abondante de gouttelettes graisseuses. Chez l'homme adulte les différences d'épithélium sont moins sensibles (pl. I, fig. IV et V).

Nous avons vu que le nombre des tubes étroits augmente du sommet de la pyramide vers la base. Henle pense que cette augmentation est assez considérable pour déterminer la forme de la pyramide. Chaque division à angle aigu des canaux droits explique bien jusqu'à un certain point l'élargissement de la pyramide; mais, le calibre des canaux droits diminue à chaque bifurcation, il faut donc que le développement en largeur dépende d'une autre cause. Cette cause paraît être l'augmentation du sommet vers la base du nombre et du diamètre d'une deuxième espèce de canalicules.

4° Nature.

Les tubes de Henle sont-ils des tubes urinifères ou des anses vasculaires? Après tout ce qui vient d'être dit des tubes en anse, cette question est résolue d'avance. En effet, pour les tubes munis d'un épithélium granuleux, la confusion n'est pas possible et personne ne les considère comme des vaisseaux sanguins. Quant aux tubes clairs, Kölliker, dans sa première édition, Chrzonszczewski et autres les regardent comme étant de nature vasculaire. Ils se rapprochent des vaisseaux sanguins par le diamètre et l'épithélium. La distinction est néanmoins facile : les canaux sanguins présentent des bifurcations et des anastomoses, les tubes de Henle n'en offrent jamais. L'épithélium des deux sortes de canaux montre aussi des différences. Il est plus développé dans les canalicules urinifères que dans les vaisseaux sanguins. Dans les canalicules de Henle les cellules épithéliales forment une couche distincte, où l'on reconnaît facilement le contour des cellules, tandis que dans les vaisseaux sanguins les noyaux semblent fondus dans la paroi du canal. Le doute ne sera plus permis quand sur des préparations par isolement on verra les canaux clairs se continuer avec les canaux granuleux.

II. Canalicules de la substance corticale.

1° Rayons médullaires. Prolongements de Ferrein.

Les rayons médullaires sont des faisceaux de tubes médullaires qui se prolongent dans la substance corticale proprement dite. Les canalicules qui les constituent marchent parallèlement les uns aux autres et en ligne directe jusque vers la surface du rein. Ce sont des tubes de Bellini et des tubes de Henle. Les premiers, au nombre de deux ou trois, mesurent de $0^{mm},028$ à $0^{mm},029$ de diamètre (Roth). Leur structure est identique à celle qu'ils offrent dans la moelle. Leur épithélium néanmoins s'aplatit et devient pavimenteux (pl. VI, fig. IX). Les tubes de Henle sont plus nombreux et forment la principale partie du faisceau. Ils présentent quelques changements: les uns, ceux à épithélium clair, conservent leur diamètre ou se rétrécissent légèrement, de manière à ne plus mesurer d'après Roth que 0^{mm},015 à 0^{mm},018 de diamètre. Les autres s'élargissent au contraire, atteignent 0^{mm},037 à 0^{mm},04 de diamètre et décrivent un trajet un peu ondulé. Dans les premiers, l'épithélium est pavimenteux et transparent; dans les seconds, il est composé de cellules fortement granulées et à contour peu marqué. Ces derniers occupent ordinairement la périphérie des rayons.

Préparation. La structure des rayons médullaires se constate sur des coupes longitudinales et transversales et surtout sur des préparations où les tubes sont dissociés par la macération.

2° Substance corticale proprement dite.

Elle renferme deux espèces de canalicules: des canalicules larges ou canaux contournés, et des canalicules étroits.

1° *Canaux contournés.* Ce sont des tubes à forme régulièrement cylindrique, à trajet flexueux, circonvoluté. Chez le mouton jeune et le veau, Schweigger-Seidel y décrit de petits appendices coniques, qu'il considère comme des diverticules en cul-de-sac; Luschka les cite également. Le diamètre de ces tubes est en moyenne de 1/15 de millimètre (Morel); on conçoit qu'il varie selon l'état de réplétion des canalicules. La membrane propre montre une certaine épaisseur; l'épithélium consiste en cellules polyédriques de 0^{mm},0168 de hauteur et 0^{mm},0189 de largeur, à protoplasme granuleux, parfois de couleur jaunâtre et renfermant un noyau foncé volumineux (pl. I, fig. VI). D'après certains auteurs, il existerait, surtout chez les animaux d'un certain âge, une infiltration graisseuse physiologique, parfois assez abondante pour masquer le contour et le noyau des cellules.

2° Les tubes de la seconde espèce présentent un faible calibre; ils sont aplatis, rubanés, tapissés de cellules claires avec noyau développé. Ils sont situés entre les tubes contournés; leur trajet est moins flexueux que celui de ces derniers. Ils montrent des ramifications. Ces canaux, entrevus par Mandl et Patruban, ont été décrits par Henle.

Préparation. Les tubes contournés, leur trajet irrégulier, leurs circonvolutions se constatent facilement sur des coupes de la substance corticale. Leur structure s'étudie sur des organes frais, et mieux sur des organes conservés dans l'acide chromique. L'épithélium s'altère avec une grande facilité sur les reins frais; l'eau gonfle les éléments, les fait éclater et réduit le tout en une masse granulée. L'acide chlorhydrique produit un effet analogue, il dissocie l'épithélium. Les tubes corticaux fins se constatent rarement sur les coupes d'organes frais. Il est plus facile de les trouver sur de fines lamelles de reins macérés, où les canalicules sont isolés.

3° *Terminaison des canalicules médullaires dans la substance corticale.*

a) Terminaison des canalicules de Bellini.

Les canaux droits, canalicules de Bellini, passent, comme nous l'avons vu, de la substance médullaire dans l'écorce, parcourent les prolongements de Ferrein dans toute leur étendue et se perdent dans la substance corticale. Que deviennent-ils? La réponse est difficile, les nombreuses divergences des auteurs sur ce point le prouvent suffisamment. Les uns admettent un seul et unique mode de terminaison, d'autres en décrivent plusieurs; Chrzonszczewski en cite trois; je les ai tous décrits dans l'historique et avec assez de détails pour qu'il me soit permis de me borner à les indiquer ici.

Ce sont : 1° la terminaison à des réseaux corticaux formés par les tubes droits dans l'écorce; elle a été successivement décrite par Henle, Krause, Chrzonszczewski; niée par Ludwig et Zawarykin, Schweigger-Seidel, Frey; 2° la terminaison en cul-de-sac citée déjà par J. Müller et admise par Huschke, Weber, Krause, Chrzonszczewski; 3° la terminaison directe aux glomérules, observée par Huschke, Colberg, Chrzonszczewski; 4° la terminaison directe aux tubes contournés de Colberg et de Kollmann; 5° la terminaison des tubes droits à des tubes particuliers; tubes intermédiaires (*Schaltstücke*), canaux de communication (*Verbindungskanäle*) de Schweigger-Seidel, Roth, Frey et Kölliker.

Pour suivre les canaux droits dans la substance corticale proprement dite, deux voies ont été suivies : les injections par l'uretère et l'isolement des canalicules sur des préparations macérées dans l'acide chlorhydrique. La plus ancienne des deux est la méthode par injection; Henle l'employa. Les dessins qu'il donne de ses injections pratiquées sur le cheval et le porc sont peu démonstratifs. Ceux de Chrzonszczewski méritent le même reproche. Ludwig et Zawarykin figurent également une injection de rein de porc, mais ils avouent eux-mêmes que le dessin n'est pas entièrement conforme à la préparation qu'il doit représenter. J'ai répété les injections par l'uretère. Quiconque a tenté la chose saura combien ces injections exigent de précautions, combien elles sont difficiles. J'ai néanmoins été assez heureux pour pousser sur des reins de cheval, de porc et d'enfant, l'injection jusque dans les canalicules corticaux. Me réjouissant beaucoup de ce succès, ma déception a été grande, lorsque j'ai entrepris l'étude des reins ainsi injectés. Quand l'injection est complète, le nombre considérable de canaux injectés passant les uns sur les autres, sectionnés en des endroits très-différents de leur trajet, rend les préparations d'une grande difficulté d'interprétation. Les injections incomplètes sont préférables. Sur une section faite selon l'axe d'un rayon médullaire on constate que l'injection a pénétré dans les canalicules droits. Par-ci par-là les canalicules larges montrent une ramification (pl. VII, fig. VIII). A l'extrémité du rayon on voit parfois une bifurcation ou une courbure en arc (pl. VII, fig. I, II, VII). Les rameaux détachés du tronc sont étroits et prennent un trajet irrégulier (fig. III, V, VI). Au bout d'un certain temps, le canal se rétrécit ordinairement, se perd de vue et ne peut plus être suivi. Les canalicules fins de la pyramide se terminent à des hauteurs variables, à des parties un peu plus larges (fig. IV), dont on ne voit que rarement la terminaison à un tube large. Dans les intervalles remplis par la substance corticale proprement dite, on voit soit des canaux étroits, soit des canaux un peu plus larges, formant des lignes sinueuses et s'entre-croisant très-irrégulièrement. Je ferai remarquer que je n'ai jamais vu de réseau.

En examinant une coupe perpendiculaire à la pyramide de Ferrein, on distingue entre les canaux contournés, reconnaissables à leur volume, des canaux plus fins à marche très-irrégulière, simulant un réseau, mais aucune connexion ne peut être établie. Ces faits ont été observés sur des reins injectés de porc et d'enfant.

Par l'isolement des canalicules j'ai obenu des résultats plus satisfaisants. Ce mode de préparation, en effet, permet de constater la terminaison des canalicules droits dans la substance corticale. Mes recherches ont porté sur les reins de chauve-souris et d'enfant. Chez la chauve-souris j'ai obtenu les résultats suivants : le tube droit arrive à l'écorce, se ramifie (pl. IV, fig. I, II, III, IV); il porte des rameaux latéraux et se termine ordinairement par une bifurcation ; chacune des branches peut à son tour se diviser. Tous ces rameaux (d$=$0^{mm},021 à 0^{mm},016) se font remarquer par leur transparence, leur faible coloration par le carmin, et leur épithélium qui, par place, est nettement conservé et formé de cellules pavimenteuses (pl. IV, fig. VI). Au bout d'un certain temps, les branches de ramification prennent une configuration toute caractéristique et toujours la même ; elles deviennent un peu plus larges (d$=$0^{mm},021 à 0^{mm},025), se contournent fortement et offrent de nombreuses irrégularités de contour ; de là un aspect particulier, qui se reconnaît à première vue (pl. IV, fig. IV). Ces tubes montrent, en outre, un épithélium pavimenteux plus granuleux que celui du tube droit ; leurs cellules se colorent davantage par le carmin (pl. III, fig. XII). Ils sont plus ou moins longs, leur terminaison est difficile à trouver, il en sera question plus tard.

Schweigger-Seidel décrit une disposition analogue. Il figure des tubes droits ramifiés à aspect clair et à épithélium pavimenteux, et leur terminaison à des tubes plus larges, à aspect plus foncé et à forme irrégulière. Il décrit ces tubes avec quelques variétés chez le cochon d'Inde, la taupe, le mouton, le porc. Roth les vit chez le mouton. Ces auteurs les admettent par induction chez l'homme, mais n'en donnent aucun dessin.

Mes recherches sur des reins d'enfant m'ont prouvé l'existence de tubes analogues. Les tubes droits, en effet, se ramifient comme chez la chauve-souris (pl. VI, fig. II, III). Leurs branches conduisent à un tube plus large (d $=$ 0^{mm},0168 à 0^{mm},021), coloré davantage par le carmin, moins irrégulier dans sa forme que chez les animaux, mais se reconnaissant encore très-facilement au milieu des autres canalicules (pl. VI, fig. I, II, III). Cette disposition est constante, jamais je n'ai pu en constater une autre, jamais je n'ai vu la terminaison en cul-de-sac, basée sans doute sur des erreurs d'observation, telles que déchirures ou autres. Jamais je n'ai vu le tube droit aboutir à une capsule, comme le disent Colberg et Chrzonszczewski. La terminaison décrite plus haut est certainement la seule qui existe. De plus, elle a été trouvée chez un nombre suffisant d'animaux pour qu'on puisse admettre qu'elle est générale et qu'elle existe chez tous.

b) Terminaison des canalicules de Henle dans l'écorce.

On sait que les tubes étroits des pyramides de Ferrein font suite aux tubes en anse de la moelle. Pour trouver leur terminaison, l'isolement des canalicules peut seul rendre des services, mais les préparations sont difficiles; la branche étroite de l'anse se déchire ordinairement, la branche large seule peut être suivie. Chez la chauve-souris le tube large ($d = 0^{mm},021$) est très-facile à reconnaître; il est d'un diamètre parfaitement égal, attire fortement le carmin, sous l'influence duquel il prend un aspect velouté, caractère qui le distingue nettement des tubes droits. Ce tube, en entrant dans l'écorce, se rétrécit légèrement pour s'élargir plus tard, et aboutit à un tube à trajet anguleux, à contour irrégulier, qui ressemble en tout point à la portion terminale des tubes de Bellini (pl. III, fig. VII, VIII, IX). Ordinairement la partie rétrécie, située entre le tube de Henle et la portion terminale n'existe pas. Chez le porc et la belette un renflement assez notable précède cette dernière (Schweigger-Seidel).

Chez l'enfant les choses se passent différemment. Le tube analogue au tube terminal des canaux de Bellini se retrouve en continuité avec un tube de Henle, non cependant avec un tube large et granulé mais avec un tube clair et transparent (pl. VI, fig. I). Le tube large, si caractérisé chez la chauve-souris, manque-t-il donc? Je ne le pense pas. En effet, j'ai trouvé des tubes transparents fins ($d = 0^{mm},0084$) et des tubes transparents plus larges (d = $0^{mm},0126$), et souvent les deux en continuité (pl. V, fig. VIII). De plus, j'ai constaté que le tube clair, qui fait suite au tube irrégulier, aboutit à une portion élargie, analogue par son épithélium aux tubes clairs de diamètre maximum (pl. VI, fig. V). Il paraît donc que chez l'enfant le tube clair de l'anse de Henle s'élargit sans changer de structure et se rétrécit de nouveau avant de se terminer.

La ressemblance parfaite du canalicule terminal du tube de Henle avec celui qui termine les canaux de Bellini, a fait penser à Schweigger-Seidel que c'est le même tube, et qu'il établit la continuité entre les deux espèces de canalicules. Il le nomma dès lors *canal intermédiaire (Schaltstück)*. Roth et, récemment, Kölliker l'appellent *canal de communication (Verbindungskanal)*.

Il arrive parfois qu'on ait le bonheur d'isoler ce tube en continuation d'un côté avec le tube droit, de l'autre avec le tube de Henle. Chez la chauve-souris je vis plusieurs fois un tube de Bellini en continuité avec un tube large de Henle par l'intermédiaire d'un canal de communication (pl. IV, fig. I, II, III). Chez l'enfant je n'ai constaté qu'une seule fois le fait (pl. VI, fig. V). Ces canaux intermédiaires sont très-nombreux vers la périphérie du rein. Ils décrivent un trajet très-irrégulier entre les tubes contournés. Les deux sortes de tubes s'enlacent d'une manière inextricable. Parfois on remarque des pelotonnements de deux ou trois tubes intermédiaires, où tout isolement devient impossible. Peuvent-ils faire communiquer un tube étroit d'une pyramide de Ferrein avec le tube droit d'une pyramide voisine ? Quelques auteurs l'admettent. Roth décrit des anastomoses qu'ils formeraient entre eux. Sur plusieurs préparations il m'a semblé en voir.

Nous savons que le tube droit se ramifie, et que chacune de ses branches aboutit à un canal intermédiaire, il est donc évident que chaque tube de Bellini correspond à plusieurs tubes de Henle. Connaissant les données des préparations par isolement des canalicules urinifères, si nous nous reportons aux préparations de reins injectés, nous voyons que les deux méthodes mènent à des résultats identiques. En effet nous avons vu plus haut que les tubes étroits peuvent être injectés; quelquefois l'injection pénétre dans les anses. Les tubes de Henle communiquent donc forcément avec les tubes de Bellini. Nous avons vu que les injections prouvent également que les tubes larges et les tubes étroits aboutissent à des tubes à trajet irrégulier, réunissant les uns aux autres. La communication des tubes étroits avec les tubes larges est donc établie par un *canal intermédiaire* de nature spéciale. Si nous supposons les tubes larges d'une pyramide injectés ainsi que les nombreux canaux de communications qu'ils portent, si nous considérons le trajet complexe de ces derniers, nous pouvons comprendre, comment sur des coupes de reins injectés, certains observateurs ont cru voir des réseaux.

c) Structure du canal de communication ou canal intermédiaire.

La structure de ce canal est difficile à établir. Sur les coupes il est à peu près impossible de reconnaître le tube, et sur les pièces traitées par un acide, sa structure peut être altérée. Néanmoins il est certain que ce tube se distingue par la délicatesse, la fragilité de sa membrane propre, sa faible coloration par le carmin, en comparaison de l'intensité de couleur que prend le tube contourné ou la partie large de l'anse chez la chauve-souris; enfin par son épithélium, qui sur certaines préparations présente des cellules pavimenteuses, très-bien marquées, mais plus granulées que celles des tubes de Bellini (pl. III, fig. XII, et pl. VI, fig. VIII).

4° Trajet et connexions des canalicules contournés.

La dissociation des canalicules, par la macération dans les acides, montre que la substance corticale renferme deux espèces de tubes, déjà décrits plus haut. Les uns sont les canaux intermédiaires entre les tubes de Bellini et de Henle ; les autres, les canaux corticaux proprement dits, *canaux contournés.*

Les tubes contournés sont généralement regardés comme présentant des circonvolutions entrelacées d'une manière inextricable. Il n'en est rien ; quelques auteurs décrivent une certaine régularité dans leur disposition.

Schweigger-Seidel y distingue, chez la taupe, la souris, le cochon d'Inde, deux parties distinctes. Le tube immédiatement après son origine se pelotonne d'une manière assez serrée, de façon à former une masse conique, à base tournée vers la périphérie. En sortant de cette pelote, le canalicule prend une direction rectiligne et s'avance vers la moelle. Pour les tubes du voisinage de la couche limite, la partie rectiligne est assez courte et la masse pelotonnée prend une forme sphérique. J'ai pu constater cette disposition dans les reins de petits rongeurs et dans ceux de la chauve-souris (pl. III, fig. I, II, III, IV). Chez cette dernière, les tubes contournés s'isolent parfaitement et forment toujours, après leur naissance au glomérule, une espèce de pelote serrée d'où sort une portion de tube plus ou moins ondulée (d $= 0^{mm},042$), mais à direction généralement rectiligne. Ces deux parties sont constantes, je les appellerais volontiers *tête* et *queue* du canal contourné. La tête a tantôt une forme conique, tantôt une forme sphérique. La queue peut être plus ou moins longue, elle se termine toujours par une partie rétrécie, filiforme (d $= 0^{mm},008$). Cette portion peut, à son tour, être plus ou moins développée.

Chez l'enfant une disposition analogue existe, mais la constatation en est moins facile. Le tube contourné (d = 0^mm,0336 à 0,042) a une disposition plus anguleuse; ses courbures sont moins régulières (pl. V, fig. I); le pelotonnement glomérulaire du tube est moins marqué, la portion terminale est ordinairement détachée du reste (fig. III, IV, V). Il arrive cependant qu'on la trouve attenante à la pelote (fig. II). Le tube qui la constitue est plus régulier que le tube contourné proprement dit. Il se termine toujours à un tube fin (d = 0,0084 à 0,0105), mais rarement filiforme comme chez la chauve-souris.

Le tube contourné naît d'un glomérule; il suffit, pour s'en convaincre, de jeter un coup d'œil sur les fig. I et II de la pl. III, et les fig. I et II de la pl. V. Vers la substance médullaire, le tube contourné se termine toujours, comme il vient d'être dit, à un tube effilé plus ou moins long, mais dont il est difficile de constater la connexion. Ordinairement il se déchire. Néanmoins, en comparant chez la chauve-souris par exemple cette terminaison filiforme du tube contourné et la partie étroite de l'anse de Henle, j'ai été frappé de la ressemblance des deux tubes; leur continuité semble devoir exister. Elle a été certaine pour moi quand j'ai pu constater, sur de rares préparations il est vrai, que cette partie étroite aboutit à un tube large ressemblant à la branche large de l'anse de Henle (pl. III, fig. IV et V). Chez l'enfant, je n'ai pu constater la chose. Schweigger-Seidel, plus heureux que moi, a isolé le tube contourné en continuité avec une anse complète. Cette préparation est d'une difficulté extrême, car, vu sa finesse, la branche rétrécie se déchire à peu près toujours. Je n'ai jamais pu obtenir une préparation aussi complète. Prouver par les injections la continuité de l'anse avec le tube contourné, est également chose difficile; l'injection pénètre rarement dans l'anse, plus rarement encore dans les tubes contournés. Quand on injecte, comme le font Hyrtl et Kölliker, c'est-à-dire qu'on pousse l'injection des glomérules dans les tubes contournés, la chose n'est pas plus facile.

5º *Capsule de Bowman.*

Les anciens supposaient que les canaux corticaux se terminent à des anses (Huschke) ou en culs-de-sac (J. Müller). Aujourd'hui à peu près tout le monde les fait aboutir à des capsules. La découverte de ces capsules est due, d'après certains auteurs, à un médecin de Paris, nommé Alexis Littré. Bowman en donne la première description complète : aussi les appelle-t-on *capsules de Bowman.*

La continuité du canalicule avec la capsule est facilement démontrée sur des préparations par isolement. La capsule est toujours terminale, jamais latérale, comme le disait Gerlach : jamais deux canalicules n'aboutissent à la même capsule, comme le voulait Moleschott A l'endroit de réunion, entre le canalicule et la capsule, il se voit parfois un léger rétrécissement (*col de la capsule*). L'existence de ce col n'est pas constante ; on le voit rarement chez les mammifères. Schweigger-Seidel le nie complétement. Sur les figures provenant de la chauve-souris, il ne semble pas exister. Chez l'enfant il est peu prononcé (pl. V, fig. I et II). Chez les vertébrés inférieurs il est très-marqué.

La capsule contient le glomérule. D'après certains auteurs elle n'est pas directement appliquée sur lui ; mais il y a entre les deux un certain espace. La capsule a une forme généralement sphérique, quelquefois elliptique ou élargie transversalement. Chez l'homme et les mammifères son grand diamètre est ordinairement perpendiculaire au canalicule. Le diamètre de la capsule, variable d'un animal à l'autre, est à peu près constant chez le même individu. Schweigger-Seidel donne comme diamètre moyen chez l'homme $0^{mm},200$; chez la souris, $0^{mm},06$; chez le cochon d'Inde, $0^{mm},128$; chez la chauve-souris, $0^{mm},075$

chez la taupe , 0^{mm},063; chez le chat, 0^{mm},122; chez le mouton , 0^{mm},210; chez le porc, 0^{mm},175; chez la chauve-souris j'ai mesuré un diamètre de 0^{mm},105; chez l'enfant, de 0^{mm},168 à 0^{mm},176.

La capsule est formée par la membrane propre des canalicules urinifères. Intérieurement elle est tapissée d'une simple couche de cellules polygonales. Cet épithélium a. été parfaitement démontré par His, Roth, Kölliker sur des reins dont les artères avaient été injectées par une solution de nitrate d'argent; par Chrzonszczewski, sur des pièces ayant séjourné pendant quelque temps dans ce réactif. La coloration par le nitrate d'argent montre que les cellules ont un contour irrégulier. Du reste, on peut constater cet épithélium sur des coupes, témoin la belle figure qu'en donne M. Morel.

CONTINUITÉ DES CANALICULES MÉDULLAIRES ET CORTICAUX.

Henle seul n'admet pas cette continuité. Tous les autres anatomistes la décrivent; mais, à l'exception de Schweigger-Seidel, personne n'a pu la montrer. Les injections prouvent évidemment qu'elle existe. John Hunter déjà injecta par l'uretère les canaux contournés chez le cheval. Toynbee les injecta chez l'homme; Gerlach chez le cheval, le mouton, les vertébrés inférieurs; Isaacs chez le renne d'Amérique. Plus récemment, Hyrtl et Frey injectèrent les canalicules corticaux jusqu'aux capsules de Bowman chez les vertébrés inférieurs. Kollmann réussit sur le chien; Ludwig et Zawarykin sur le porc; Schultze, Schweigger-Seidel, sur des embryons de veau, mouton, porc et sur des fœtus. Kölliker, faisant des injections en sens inverse, parvint à remplir les canalicules corticaux et les tubes droits jusqu'à la papille. J'ai fait, pour démontrer le fait, des injections par l'uretère et j'ai pu remplir les anses, les tubes contournés chez le porc et chez l'enfant; les capsules chez le porc (pl. VII, fig. IX et X).

Par l'isolement la démonstration réussit à Schweigger-Seidel. Cet auteur donne deux dessins de préparations par isolement, où un canal droit, un canal de communication, une anse complète et un tube contourné se font suite. Je n'ai jamais été aussi habile, la préparation la plus complète que j'aie obtenue est représentée pl. IV, fig. II. Elle fait voir un canalicule de Bellini de la chauve-souris, où une branche de ramification se divise à son tour en deux rameaux, dont l'un est en continuité avec un canal intermédiaire et une anse de Henle. Malheureusement dans la préparation l'endroit de la bifurcation est croisé par un tube non représenté dans la figure et qui masque un peu la continuité. Cette préparation ne donne donc pas une démonstration suffisante. Quoi qu'il en soit, il me semble résulter de l'étude des figures des pl. III et IV, la continuité de toutes les parties représentées est évidente. Elles montrent : 1° le canal de Bellini ramifié aboutissant aux canaux intermédiaires; 2° ceux-ci en continuité avec la branche large de l'anse de Henle; 3° le tube droit, le canal intermédiaire et la branche large de l'anse en continuité; 4° les anses composées d'une partie large et d'une partie rétrécie; 5° le canal intermédiaire en continuité avec l'anse; 6° la branche étroite en continuité avec le tube contourné; 7° le canal contourné en continuité avec le canal filiforme et le commencement de la branche large de l'anse.

Les préparations provenant de l'enfant sont moins concluantes. Elles démontrent : 1° le tube droit ramifié aboutissant au canal intermédiaire; 2° celui-ci en continuité avec le tube de l'anse; 3° la branche étroite en continuité avec le tube contourné.

Enfin une dernière preuve de la continuité des canalicules

de la papille jusqu'aux glomérules est fournie par l'anatomie comparée. Chez les batraciens, la chose est démontrée par les injections et l'isolement.

La continuité des tubes droits et des tubes contournés est donc hors de doute, et depuis la papille jusqu'au glomérule il n'y a qu'un canalicule, mais un canalicule très-complexe et par son trajet et par sa structure. En effet, il naît du glomérule et forme d'abord le canal contourné, canal large à épithélium polyédrique développé. Le canal contourné aboutit à un tube très-étroit, qui descend plus ou moins dans la moelle et forme l'anse de Henle. La branche ascendante s'élargit de nouveau, plus ou moins, reprend un épithélium granulé et mène au *canal de communication* ou *canal intermédiaire*. Enfin celui-ci se réunit avec plusieurs autres semblables pour former un *tube de Bellini*, à épithélium moins granuleux et tendant à devenir cylindrique. Les tubes de Bellini se jettent les uns dans les autres et s'ouvrent sur la papille. Cette disposition est admise par Schweigger-Seidel, Roth et Kölliker.

Dans ce long trajet on reconnaît chez certains animaux et chez l'enfant deux parties : 1º le tube contourné avec épithélium polyédrique; la partie large de l'anse, où l'épithélium peut être développé et ressembler à celui des tubes contournés ; le canal de communication, et 2º le tube de Bellini, où l'épithélium est pavimenteux dans la moitié supérieure, plus développé de nouveau dans la moitié inférieure. Ces deux régions diffèrent non-seulement par leur structure, mais encore par leurs propriétés chimiques. Il suffit pour le prouver de rappeler l'action bien différente de la potasse et de l'acide chlorhydrique sur les diverses portions du canalicule urinifère.

CHAPITRE II.

VAISSEAUX SANGUINS.

§ 1. HISTORIQUE.

Le système vasculaire du rein a été l'objet de nombreuses études. Tous les anatomistes sont d'accord pour ce qui concerne la distribution générale du sang; mais malheureusement les travaux de Gerlach, Ludwig, Bowman, et dans ces derniers temps, de Virchow [1], offrent encore de nombreuses contradictions touchant les détails. C'est le rapport entre les vaisseaux corticaux et les vaisseaux médullaires qui est principalement discuté.

En 1864, Stein [2] attire l'attention sur le système capillaire du rein. Il établit une différence très-grande entre les capillaires des diverses régions du parenchyme. D'après lui les uns sont plus particulièrement veineux, les autres, artériels. Les idées de Stein sont encore peu connues; Kölliker seul en parle.

En France la circulation du rein vient d'être établie d'une manière toute nouvelle par M. Sucquet [3]. Cet anatomiste décrit un *système de veine-porte*, complétement ignoré jusqu'à ce jour. Les idées de M. Sucquet sont tellement inattendues et même extraordinaires qu'au lieu de les mêler aux faits généralement admis, je les exposerai dans un paragraphe particulier.

---

[1] Virchow, *Einige Bemerkungen über die Circulations-Verhältnisse in den Menschennieren. Virchow's Archiv*, t. XII, p. 50.

[2] Stein, *Die Harn- und Blutwege der Säugethiernieren. Würzburger med. Zeitschrift*, 1865.

[3] Sucquet, *D'une circulation du sang spéciale aux reins des mammifères*, 1867.

49

§ 2. VAISSEAUX SANGUINS CORTICAUX.

1° *Artère rénale.*

L'artère rénale pénètre dans la glande par le hile. Chez l'homme il peut exister, par anomalie, deux artères ; chez les animaux il y en a souvent plusieurs.

Avant d'entrer dans la glande, l'artère rénale peut se bifurquer. Dans le hile elle se divise plusieurs fois, fournit au bassinet et aux calices et envoie dans le parenchyme de petites branches, de 1 à 2 millimètres de diamètre (Henle). Ces branches sont accompagnées de veinules d'un calibre double. Elles pénètrent dans les colonnes de Bertin, c'est-à-dire dans la portion du parenchyme cortical placé entre les cônes médullaires.

Arrivés dans le parenchyme, les rameaux artériels se divisent en un grand nombre de petits vaisseaux, qui longent la base des pyramides. Les rameaux venant des deux côtés d'une pyramide marchent à la rencontre les uns des autres, mais sans s'anastomoser. Il en résulte des arcades incomplètes, nommées *demi-arcades de Bertin.* Leur ensemble forme ce que quelques auteurs appellent la *voûte artérielle du rein.*

2° *Artères radiées. — Vaisseaux afférents.*

De la convexité de la voûte artérielle naissent les *troncs des artères radiées.* Ce sont de petits vaisseaux artériels, dont les branches, placées à des distances à peu près égales, occupent l'axe des bandes de substance corticale situées entre les rayons médullaires et marchent en droite ligne vers la périphérie de l'organe. Ces artères (*artères interlobulaires* ou *artères radiées*) mesurent de $0^{mm},135$ à $0^{mm},220$ de diamètre (Kölliker). A leur extrémité elles se ramifient parfois en plusieurs branches.

G.   4

50

Les artères radiées et déjà leurs troncs fournissent un grand
nombre de ramuscules (*ramuscules glomérulaires*), s'en allant
en diverses directions et dirigés à peu près perpendiculairement
aux vaisseaux qui les portent. Kölliker leur donne de 0^{mm},018
à 0^{mm},045 de diamètre, et y décrit une structure artérielle.
Les ramuscules glomérulaires sont courts, rectilignes ou légèrement courbes ; parfois ils sont ramifiés. Ces artérioles constituent les *vaisseaux afférents (vasa afferentia)* des glomérules
(pl. VII, fig. XII).

Les artères radiées donnent-elles des rameaux ne portant pas
de glomérules ? Cette question a déjà été vivement discutée ;
elle est aujourd'hui admise par un grand nombre d'anatomistes.

Ludwig[1] décrivait déjà des rameaux terminaux des artères
radiées, rameaux qui forment un réseau capillaire périphérique
situé immédiatement sous la capsule fibreuse et communiquant
avec le réseau des *vasa afferentia.* Blessig, Gerlach, Toynbee,
Donnell sont du même avis. Isaacs[2] admet que les *vasa afferentia* et même les artères radiées portent dès leur origine des
branches qui se résolvent directement en capillaires. M. Sappey
dit également qu'un grand nombre de branches des artères radiées se répandent entre les tubes corticaux sans porter de glomérules. Virchow regarde cette disposition comme une rareté
sans importance ; Frey comme une anomalie. Kölliker se pro-
nonce contre ; pour lui les artères radiées, abstraction faite de
quelques ramuscules destinés aux enveloppes du rein (*rami
capsulares*), ne portent que des branches glomérulaires.

Hyrtl décrit chez les poissons et les reptiles un système complet d'artères sans glomérules (*système nutritif*).

---

[1] Ludwig in *Rud. Wagners Handwörterbuch der Physiol.*, 1844, p. 629.
[2] Isaacs, *Journal de physiologie*, t. I, p. 589.

51

La constatation de pareils rameaux est très-difficile. Sur les préparations de reins injectés par l'artère on voit un grand nombre de branches paraissant se résoudre directement en capillaires, mais rien ne prouve que ce ne sont pas des artères dont les glomérules ont été détachés. L'existence de rameaux sans glomérules n'est donc pas suffisamment démontrée.

3° *Glomérules de Malpighi.*

Depuis Huschke et Müller on décrit le glomérule de Malpighi comme une pelote vasculaire contenue dans la capsule de Bowman. Personne ne se rattache plus à la « pensée malheureuse de Malpighi sur la nature glandulaire des corpuscules, » comme le dit M. Sucquet[1]. Les glomérules sont situés dans la substance corticale sur les branches des artères radiées. La couche la plus périphérique du parenchyme (*cortex corticis* de Hyrtl) en est exempte.

Les glomérules sont très-nombreux. Schweigger-Seidel évalue qu'un millimètre cube de substance corticale de rein de porc renferme six glomérules et que l'organe entier en renferme 500,000. Leur diamètre varie beaucoup chez les animaux ; les changements de dimension ne sont pas en rapport avec les différences de volume des reins. Plusieurs auteurs décrivent chez le même animal des glomérules de diverses grosseurs. Henle les admet mélangés dans toute l'écorce. D'après la plupart des autres anatomistes, ce sont les glomérules situés vers la moelle qui sont plus volumineux que ceux de la périphérie. Virchow pense que les glomérules sont plus grands dans le voisinage des pyramides parce qu'ils y sont plus rares. J'admettrai plus volontiers avec Kölliker, Schweigger-Seidel et Frey, que cette différence provient de ce que les premiers rameaux

[1] Sucquet, *loc. cit.*, p. 13.

des artères radiées sont plus volumineux que les derniers. Très-souvent les différences de diamètre tiennent à la plus ou moins grande distension du glomérule par l'injection.

Structure. Le glomérule est formé par le pelotonnement d'un certain nombre d'anses vasculaires provenant des ramifications d'un *vas afferens* et aboutissant au *vas efferens*. Le vaisseau afférent, après son entrée dans la capsule, se divise en plusieurs branches affectant une disposition rayonnée. Cette ramification se constate très-facilement par des injections incomplètes de glomérules. Chacune de ces branches fournit un faisceau de capillaires, qui par leur calibre et leur structure amorphe avec noyaux accolés aux parois ressemblent aux capillaires ordinaires. Ces vaisseaux capillaires sont fortement contournés, serrés les uns contre les autres et forment des anses dont la convexité est tournée vers le canalicule urinifère. Ils se réunissent de nouveau en un tronc unique, qui est le *vas efferens* du glomérule.

Généralement le rameau entrant et le rameau sortant traversent la capsule tout près l'un de l'autre, sur le pôle opposé à l'origine du canalicule urinifère, de sorte que les anses capillaires qui y sont interposées sont tournées vers le canalicule.

Il est impossible d'étudier cette structure sur un glomérule renfermé dans sa capsule. Tout au plus peut-on constater des irrégularités à sa surface. Il est plus avantageux de se servir de glomérules isolés, qu'on est parvenu, par de légères pressions, à expulser de leurs capsules et à diviser en lobes. Cette étude est facilitée si les glomérules ont été injectés.

La structure du glomérule telle qu'elle vient d'être décrite n'est pas encore admise par tous les anatomistes. Chez les vertébrés inférieurs, certains auteurs admettent que le glomérule est constitué par un pelotonnement du vaisseau afférent.

D'après Frey, cette structure est facile à vérifier chez la vipère. Chez le requin, Hyrtl[1] a constaté que le vaisseau afférent, avant de former le glomérule, se divise en un faisceau de petites branches, traversant séparément la capsule de Bowman. L'une d'elles prend un trajet récurrent, reste étrangère à la formation du glomérule, et constitue le *vas efferens*. Dans ce cas le glomérule n'est qu'un diverticulum artériel. Plus tard le même auteur décrit une disposition analogue chez les chimères et les cyclostomes[2]. Chez ces animaux le *vas efferens* peut s'injecter sans le glomérule. Hyrtl affirme avoir vu le même fait sur les glomérules du corps de Wolff chez des embryons de cheval et de bœuf. Kölliker[3] prétend l'avoir constaté sur des glomérules de certains mammifères, et pense que le *vas efferens* n'est peut-être qu'une branche du *vas afferens* et que le glomérule est latéral au trajet sanguin. Malgré ces faits, exceptionnels il est vrai, j'approuve néanmoins Schweigger-Seidel, quand il recommande une nouvelle étude du glomérule, disant que sa structure n'est pas encore suffisamment connue.

Rapport du glomérule avec la capsule de Bowman. Trois manières de voir différentes ont successivement été émises à cet égard.

1° La plus ancienne, celle de Bowman, admet que les vaisseaux afférents et efférents traversent simplement la capsule et que le glomérule est à nu dans sa cavité. Elle a été partagée par Wittich, Ecker, Johnson, Frerichs, Schmidt. Henle est du même avis : « L'opinion de Bowman, dit-il, n'a été rejetée que parce qu'on reculait devant l'idée d'admettre le glomérule à

---

[1] Hyrtl, *Ueber die Nierenknäuel des Haifisches*, in *Verhandlungen der Wiener zoologisch-botanischen Gesellschaft*, 1861.

[2] Hyrtl, *Ueber die Injection der Wirbelthiernieren und deren Ergebnisse*, 1863.

[3] Kölliker, *Handbuch der Gewebelehre des Menschen*, 5e édit., 1867. p. 510.

nu dans un tube communiquant avec l'extérieur. Aujourd'hui l'on sait que les tubes contournés sont fermés de toute part, et cette idée n'a plus rien d'anti-physiologique. »

2° Kölliker, en 1863, décrit une simple couche d'épithélium entre la capsule et le glomérule, épithélium recouvrant aussi la face du glomérule tournée vers le canalicule.

3° D'autres observateurs admettent deux épithéliums; l'un revêtant la capsule (*épithélium capsulaire*), l'autre le glomérule (*épithélium glomérulaire*). Isaacs démontre le premier la différence entre les deux. La surface du glomérule, dit-il, est recouverte par des cellules de dimensions plus grandes que celles de l'intérieur de la capsule. Moleschott est du même avis; il donne aux premières $0^{mm},01$ de diamètre; aux autres $0^{mm},006$. Isaacs donne comme deuxième caractère différentiel, l'action de l'acide nitrique, qui dissout les cellules de la capsule et n'attaque pas l'épithélium glomérulaire.

Tous les observateurs modernes, même Kölliker, décrivent l'épithélium glomérulaire, mais reconnaissent qu'il se constate plus difficilement que celui de la capsule. Chez les embryons il est assez facile à voir. Schweigger-Seidel l'étudie sur le rein d'un embryon humain de six mois; Kölliker, chez un embryon de bœuf. C'est un épithélium pavimenteux composé de cellules assez volumineuses. Chez l'adulte, cet épithélium tombe, ou bien se change en une membrane amorphe avec noyaux et devient méconnaissable (Schweigger-Seidel). Chrzonszczewski recommande de se servir pour l'étudier de reins durcis par la congélation. En anatomie comparée, il a été démontré depuis longtemps par Carus[1].

---

[1] Carus, *Zeitschrift f. wissenschaftl. Zoologie*, t. II, p. 91.

4º *Vaisseau efférent (vas efferens).*

Le vaisseau efférent du glomérule a en moyenne un diamètre inférieur à celui du vaisseau afférent. Kölliker lui donne $0^{mm},009$ à $0^{mm},018$. Virchow admet que le vaisseau efférent est plus volumineux que le vaisseau afférent. Stein dit qu'il n'y a pas de différence entre les deux.

Dans les glomérules de la périphérie le vaisseau efférent m'a toujours semblé inférieur au vaisseau afférent; dans les glomérules du voisinage de la moelle, les deux sont à peu près égaux en diamètre.

Il est reconnu que le vaisseau efférent n'est pas encore une veine. Kölliker a démontré sa structure artérielle.

5º *Capillaires corticaux.*

Les vaisseaux efférents forment le *réseau capillaire cortical.* Ce réseau est très-riche, mais il a un aspect différent dans la substance corticale proprement dite, et sur les rayons médullaires. Les canaux contournés sont enveloppés d'un réseau à mailles polygonales, larges de $0^{mm},011$ à $0^{mm},033$ (Kölliker). Les rayons médullaires, au contraire, sont entourés d'un réseau à mailles allongées dans le sens du trajet des canalicules (pl. VII, fig. XIII et XIV).

Plusieurs auteurs ont attribué des rapports différents aux deux réseaux, Chrzonszczewski et, anciennement, Beer, font provenir le réseau des rayons médullaires d'artérioles ne portant pas de glomérules. Stein pense qu'il est formé par les *vasa efferentia* des glomérules périphériques et le regarde comme plus directement en rapport avec les artères, tandis que le réseau des tubes contournés est plus spécialement veineux. Il se base sur les observations suivantes : « Quand on injecte l'artère, dit-il, l'injection remplit les artères radiées, les glomérules et les capillaires des pyramides de Ferrein. En injectant la veine, on remplit plus facilement le réseau des tubes contournés. Quand on pousse par l'artère une injection rouge, par la veine une injection bleue, les glomérules et le réseau des rayons médullaires s'injectent en rouge, le réseau des tubes contournés en bleu.»

6° *Veines corticales.*

Du réseau capillaire cortical périphérique naissent de petites radicules veineuses (*veines superficielles*), se réunissant au nombre de sept à neuf comme les branches d'une étoile, pour constituer ce qu'on a appelé les *étoiles de Verheyen*. Ces étoiles se remarquent en très-grand nombre sur la surface des reins injectés par la veine. Les veinules qui partent de leur centre se réunissent et forment les *veines radiées* ou *veines interlobulaires.*

Les veines radiées suivent la même direction que les artères du même nom; elles reçoivent pendant leur trajet de petites veinules (*veines profondes*), nées dans la profondeur de la substance corticale (pl. VII, fig. XVI).

Les veines radiées se réunissent en vaisseaux de plus en plus gros, et forment, de même que les artères, des *arcades de Bertin*, mais des arcades complétes, grâce à leurs nombreuses anastomoses.

§ 3. VAISSEAUX SANGUINS MÉDULLAIRES.

1° *Artéres droites.*

Le sang arrive dans la substance médullaire par les *vaisseaux droits artériels* (*arteriolæ rectæ*), groupes de vaisseaux rectilignes et parallèles caractérisant la couche médullaire limite de Henle. La nature des *vasa recta* a été longtemps discutée. Trois

origines différentes leur furent successivement attribuées et re-
connues.

1° Les *vasa recta* sont des vaisseaux artériels proprement
dits. Ils proviennent directement de la voûte artérielle du rein
(Donders, Beale, Luschka, Colberg, Chrzonszczewski). Arnold
les fait provenir des artères interlobulaires.

2° Les *vasa recta* sont des *vasa efferentia* provenant des glomérules du voisinage de la moelle (Bowman, Kölliker, Ludwig,
Gerlach, Stein). Chez l'homme, Kölliker voit toujours les glomérules s'injecter avant les vaisseaux droits. Ludwig constate le
même fait chez le porc et le cheval; les vaisseaux droits ne
sont jamais injectés sans les glomérules. Stein examine 127
reins injectés et conclut que toutes les artérioles droites proviennent de glomérules. Il cite l'expérience suivante à l'appui
de ce qu'il avance. En injectant par l'artère d'abord une masse
rouge, puis une masse bleue, on voit les capillaires et les vaisseaux droits se remplir de rouge, tandis que les glomérules
seuls se colorent en bleu. Cette expérience ne démontre malheureusement pas l'assertion de l'auteur.

3° Les *vasa recta* proviennent des capillaires corticaux (Henle,
Kollmann, Hyrtl, Huschke) et forment de petites veines portes
placées entre le réseau cortical et le réseau médullaire. En effet,
dit Henle, quand dans une injection de canalicules il se fait une
rupture et une injection des capillaires corticaux, les vaisseaux
droits se remplissent. Hyrtl affirme que les vaisseaux droits
ne sont jamais injectés sans les capillaires corticaux; de plus
il considère la plupart des vaisseaux droits comme des veines.
On en remplit, dit-il, un grand nombre par une injection veineuse. Quand on injecte artère et veine, la plupart montrent la
couleur de l'injection veineuse.

Parmi les différents auteurs qui ont traité la question,
les uns admettent que tous les vaisseaux artériels droits pro-

viennent d'une seule et même source ; d'autres en reconnaissent plusieurs. Virchow déclare que les uns sont des artérioles, les autres des *vasa efferentia*, les troisièmes enfin des troncs résultant de la réunion des capillaires corticaux. Schweigger-Seidel admet aussi trois espèces d'artérioles droites.

Les artérioles droites naissant directement des artères sont les plus difficiles à démontrer, et cependant elles doivent exister. En effet, par la dissection attentive du système artériel injecté d'un rein, on reconnaît que la substance médullaire reçoit des branches artérielles spéciales. D'autre part, sur des reins où les glomérules sont peu injectés, où les capillaires corticaux ne le sont pas du tout, il peut arriver que les vaisseaux droits soient injectés en grand nombre.

Les *vasa recta* formés par les *vasa efferentia* des glomérules placés sur la limite de la substance médullaire se constatent très-facilement (pl. VII, fig. XV).

Enfin, par l'examen des reins où l'injection a rempli le réseau cortical, il est aisé de trouver des vaisseaux droits émergeant de ce réseau.

Les trois espèces de vaisseaux droits existent donc.

2° *Capillaires médullaires.*

Les *vasa recta* se divisent en un pinceau de branches qui descendent dans les pyramides et fournissent un réseau capillaire à mailles allongées, analogue à celui des rayons médullaires. Ce réseau se continue sans interruption avec les capillaires corticaux (Virchow, Henle, Kölliker). Stein essaya de démontrer que les tubes de Bellini sont entourés de capillaires provenant des *arteriolæ rectæ;* les tubes de Henle, au contraire, de capillaires de caractère veineux. Vers la papille, le réseau devient plus serré et ses mailles polyédriques.

3° *Veines médullaires.*

Du réseau capillaire médullaire naissent les *veines droites* (pl. VII, fig. XVI), rameaux veineux marchant parallèlement aux artères droites; elles se réunissent aux veines corticales pour former les *arcades veineuses* des reins. Vers la papille on remarque souvent qu'une artère droite se continue directement avec une veine droite. Il en résulte des anses vasculaires, avec lesquelles certains auteurs ont confondu les anses de Henle. Enfin, les capillaires de la papille donnent de petites veinules qui se jettent dans les veines des calices rénaux.

En résumé, nous voyons que le sang de l'artère rénale arrive rapidement dans les glomérules. Dans ces diverticulums, que M. Küss compare à des lacs, le cours du sang se ralentit, mais reste soumis à la pression artérielle. En sortant du glomérule, le sang pénètre dans de nombreux capillaires. D'une part, son cours se ralentit encore; d'autre part, sa pression est moindre. Enfin il est repris par les veines.

Dans la substance médullaire la marche du sang est beaucoup plus simple. Le liquide arrive par les artères droites et revient par les veines correspondantes.

Stein, comme nous l'avons vu, distingue deux systèmes vasculaires. L'un, plus spécialement artériel et comprenant les capillaires des rayons médullaires et de la moelle, constitue pour lui un *système nutritif;* l'autre, formé par le réseau des tubes contournés, est au contraire un *système sécréteur.*

Enfin Chrzonszczewski décrit sous le nom de *système de circulation collatérale* des artérioles passant directement du parenchyme cortical dans les enveloppes du rein sans présenter de glomérules sur leur trajet.

§ 4. SYSTÈME DE LA VEINE PORTE DE M. SUCQUET.

M. Sucquet, dans un mémoire intitulé *D'une circulation du sang spéciale au rein des animaux vertébrés mammifères*, expose une théorie toute nouvelle de la circulation rénale. Pour M. Sucquet il y a dans le rein deux systèmes de vaisseaux sanguins ; un premier système est celui de la *circulation préportale*. C'est la circulation rénale telle qu'elle est généralement admise ; celle qui se fait dans les artères radiées, les glomérules, les vaisseaux efférents, les capillaires corticaux, les *vasa recta* et les veines que M. Sucquet appelle *veines dérivatives*. Ces veines dérivatives renferment du sang artériel ; elles emportent le trop plein du réseau artériel.

M. Sucquet, en injectant des reins par l'artère rénale et par la veine rénale, a rempli les tubes contournés et certains tubes médullaires. « Ces tubes, dit-il, portent sur leur périphérie des racines irrégulièrement disséminées, qui, simples ou divisées en radicelles, se mêlent aux réseaux des vaisseaux intertubulaires, communiquent avec eux et en reçoivent l'injection. Ces racines communiquent de la même manière avec les réseaux artériels et veineux, car dans le même tube on rencontre alternativement l'injection artérielle et l'injection veineuse. Cette intermittence des deux injections montre que les racines artérielles et veineuses sont entremêlées. » Il conclut en disant que des canaux qui par des racines afférentes reçoivent le sang des artères et qui par des racines efférentes le renvoient dans les veines sont des *veines portes*.

M. Sucquet donne à l'appui de sa théorie les quatre observations suivantes, dont il est facile de démontrer l'erreur :

1° M. Sucquet injecte par l'artère une solution alcoolique de poudre de poix noire ; par la veine une solution alcoolique de sang-dragon. Ces matières se solidifient par la soustraction de l'alcool. « Il faut, dit l'auteur, injecter par l'artère assez lentement d'une manière soutenue, laisser la veine libre et ne suspendre l'injection que longtemps après son retour par la veine, sans se préoccuper de l'injection qui s'écoule par ce vaisseau. » Immédiatement après, il injecte le même rein par la veine. L'injection faite, il fait macérer le rein expérimenté dans l'acide chlorhydrique, afin de dissoudre le tissu glandulaire; il fait des lavages, et sèche les préparations à l'air libre. C'est en opérant comme il vient d'être dit que M. Sucquet a constaté dans les tubes contournés et certains tubes droits tantôt l'injection artérielle, tantôt l'injection veineuse, tantôt les deux à la fois. Il a été démontré par Hyrtl et Kölliker que les tubes contournés et certains tubes droits peuvent s'injecter par l'artère rénale. Ces anatomistes ont prouvé en outre que de pareilles injections ne se font que par suite de déchirure des glomérules. Or, quand on injecte d'après les recommandations de M. Sucquet, il est impossible d'éviter une pareille lésion; ses observations ne prouvent donc nullement l'existence d'une communication entre les tubes contournés et les capillaires. Quant aux racines chevelues qu'il décrit à ces tubes, il est facile, en jetant un coup d'œil sur les figures des pl. III et V, de s'assurer qu'elles n'existent pas.

2° M. Sucquet, en étudiant la structure des tubes contournés sur des reins frais, a constaté qu'ils sont remplis par des « cylindres formés par une substance demi-solide, transparente et renfermant des cellules plus ou moins arrondies, brillantes, sans noyau et irrégulièrement disséminées dans sa masse. Cette substance est soluble dans l'eau et précipitable par la chaleur. » M. Sucquet en conclut que c'est de la *globuline*, c'est-à-dire un des éléments du sang.

3° Après un séjour de vingt-quatre heures dans le chlorure de zinc, l'auteur vit les tubes contournés remplis par une substance brunâtre pulvérulente, amorphe, lentement soluble dans l'éther et qu'il regarde comme de l'*hématosine*.

L'épithélium des canaux contournés est incontestable et prouve jusqu'à l'évidence la nature glandulaire de ces canalicules. Un vaisseau sanguin ne renferme pas un épithélium constitué par de grosses cellules granuleuses à noyaux. D'autre part, cet épithélium est tellement facile à constater, qu'il est incompréhensible comment il ait pu échapper à M. Sucquet. Les réactions par lesquelles M. Sucquet veut démontrer la présence de globuline et d'hématosine dans le contenu des tubes contournés sont du reste peu concluantes.

4° Enfin M. Sucquet rappelle que les reins des poissons, des reptiles, des batraciens, des oiseaux possèdent une veine porte. Le fait est vrai; mais cette veine porte ou veine de Jacobson présente une disposition entièrement différente de celle que M. Sucquet décrit à la veine porte rénale des mammifères.

Je rejette donc complétement les idées de M. Sucquet, car elles me paraissent basées sur des faits erronés; de plus, je leur oppose les nombreux travaux des histologistes allemands, travaux ignorés par l'auteur, et qui prouvent, d'une part, la continuité des tubes droits médullaires avec les tubes contournés, d'autre part, la nature glandulaire de ces derniers.

CHAPITRE III.

§ 1. LYMPHATIQUES.

On décrit dans les traités d'anatomie des lymphatiques pénétrant dans la glande par le hile, et d'autres compris dans la capsule et arrivant au parenchyme par la périphérie. C'est à Ludwig et Zawarykin que nous devons quelques notions sur le trajet ultérieur de ces vaisseaux. Ludwig et Zawarykin expérimentent sur le chien. Après avoir bien nourri l'animal la veille, ils posent le lendemain matin une ligature sur les uretères et le tuent deux heures après. Une nouvelle ligature est alors placée sur les vaisseaux du hile. Sur des reins ainsi préparés, les deux observateurs réussissent parfois à placer une canule dans un tronc lymphatique de la capsule. Cela fait, ils enlèvent les ligatures et poussent une injection.

Ludwig et Zawarykin démontrent ainsi que les lymphatiques superficiels de la capsule pénètrent dans la substance corticale et communiquent avec des lacunes que le stroma laisse entre les canalicules et les vaisseaux sanguins. De pareilles lacunes existent aussi dans la couche profonde de la capsule; les véritables vaisseaux lymphatiques ne se trouvent que dans la couche superficielle.

Dans les rayons médullaires, les lymphatiques sont rares. Dans les pyramides, on n'en rencontre plus que dans les faisceaux vasculaires.

Les vaisseaux lymphatiques entrant par le hile ne peuvent s'injecter à cause des valvules qu'ils renferment, et leur distribution n'est pas encore connue.

Kölliker a répété sur le cheval les expériences de Ludwig et Zawarykin, et a injecté les vaisseaux lymphatiques superficiels.

Sur les reins d'homme aucun résultat n'a encore été publié.

§ 2. NERFS.

Ils sont peu connus; ils proviennent des plexus rénaux du grand sympathique et forment des lacis assez serrés autour des artères. Kölliker a pu les suivre jusque sur les artères radiées. Il signale sur leur trajet la présence de quelques petits ganglions. Leur terminaison est encore inconnue.

§ 3. STROMA.

Le stroma du rein a été décrit par Bowman, Godsir, Henle, Beer.

Il est irrégulièremont développé dans les diverses régions de la glande.

Dans la substance médullaire, c'est une matière homogène remplissant les intervalles laissés entre les éléments glandulaires. Sur des reins durcis, on reconnaît dans la masse fondamentale des stries fines parfois concentriquement disposées autour des vaisseaux. De plus, surtout chez les sujets jeunes, elle contient des noyaux allongés ou étoilés, bien visibles sur les préparations colorées par le carmin et traitées par l'acide acétique. Ces noyaux sont des cellules plasmatiques. Il est difficile de dire si les stries sont le prolongement des noyaux ou de véritables fibres connectives.

Dans la substance corticale, le stroma ne se voit presque pas. Il est très-faible, attendu que les éléments de la glande sont très-serrés. Les cellules plasmatiques ne se retrouvent pas à l'état normal ; il faut qu'elles soient en prolifération pathologique pour devenir apparentes.

———

DEUXIÈME PARTIE.

Du rein des Batraciens.

Les reins des reptiles nus ou batraciens sont situés dans la
partie postérieure de la cavité du tronc, sur les côtés de la co-
lonne vertébrale. Leur forme et leur volume varient beaucoup.
L'uretère pénètre dans la glande par le côté externe et ordinairement vers l'extrémité postérieure.

Les reins que j'ai examinés sont ceux de la grenouille et du
triton.

§ 1. GRENOUILLE.

Les reins de la grenouille sont assez volumineux, aplatis d'a-
vant en arrière, de forme ovalaire, quelquefois légèrement lo-
bulés sur les bords. L'uretère s'y rend par l'extrémité postérieure ; il longe pendant quelque temps le côté externe de la
glande avant de pénétrer dans le parenchyme.

Le rein de la grenouille a été étudié par Hyrtl, Roth et Hüfner. Je suis heureux d'avoir obtenu les mêmes résultats que
ces anatomistes.

1° *Canalicules urinifères.*

En examinant à la loupe la face dorsale du rein de la grenouille, on voit l'uretère longer le bord externe et donner par
son côté interne des rameaux se dirigeant vers le bord rachi-
dien de la glande. Ces rameaux se bifurquent plusieurs fois
à angle aigu et marchent parallèlement aux branches de la veine
porte rénale. Sur des sections perpendiculaires au grand axe de
la glande, on reconnaît que ces rameaux portent les canali-

G.   5

cules proprement dits, se séparant d'eux dans une direction perpendiculaire.

Pour étudier le trajet des canalicules, il faut recourir à la
méthode par isolement. J'ai obtenu les résultats suivants :

Les ramifications de l'uretère fournissent, à des intervalles
assez rapprochés, des canalicules très-fins et transparents, dans
lesquels on reconnaît parfois un épithélium cylindrique évident
(pl. VIII, fig. I).

Après un trajet assez court, le canalicule change de caractère,
il devient d'un aspect plus foncé et s'élargit. Son contenu est
granuleux et la lumière du canal moins évidente. Cette portion
du canalicule est contournée et longue (fig. II).

Ces deux premières parties ont été désignées par Roth sous
le nom de *partie excrétante* du canalicule (*ausführender Theil*).

La portion excrétante aboutit à un canal plus étroit, transparent, rappelant par son aspect le canalicule urinifère à son
origine. C'est le *canal de réunion* (*Verbindungskanal*). Il est
court et rectiligne (fig. III), s'élargit subitement pour former le
canal sécréteur de Roth (*secretorischer Theil*). Ce canal est fortement granuleux, très-long et contourné. Il conduit au glomérule.

La capsule de Bowman est rattachée au canalicule par un
col à diamètre très-faible, à trajet rectiligne de peu de longueur
et d'une grande transparence (fig. IV).

Dans tout ce trajet si complexe, le canalicule ne montre ni
bifurcation ni anastomose. La capsule de Bowman est toujours
sa terminaison.

J'ai isolé assez facilement les différentes portions du canalicule. Ainsi j'ai obtenu les origines des canalicules, la portion
excrétante reliée à la partie sécrétante par le canal de communication et la partie sécrétante unie à la capsule. Je n'ai pu
isoler un canalicule complet, c'est-à-dire dans toute sa lon-

gueur; une fois cependant j'ai été assez heureux pour voir en continuité directe la partie excrétante, le canal de communication et une faible partie de la portion sécrétante (fig. V).

Les injections faites par l'uretère prouvent que la continuité existe jusqu'aux glomérules. Gerlach, Hyrtl ont vu leurs injections arriver jusque dans la capsule de Bowman; moi-même j'ai pu (pl. VII, fig. XI) répéter l'expérience. Toutes les capsules ne s'injectent jamais; mais peut-on en conclure que ces capsules non injectées appartiennent à des tubes fermés de Henle, comme le semble faire Hyrtl? Évidemment non: les causes capables d'arrêter la matière à injection sont trop nombreuses.

Les diamètres exacts des diverses portions du canalicule urinifère sont indiqués dans le tableau suivant :

Capsule : longueur, $0^{mm},147$ à $0^{mm},252$, largeur ; $0^{mm},126$ à $0^{mm},210$
Col : » $0^{mm},210$ » $0^{mm},021$
Canalicule sécréteur . . . . » $0^{mm},063$
Canal de communication. . . . . . . » $0^{mm},024$
Canal excréteur granulé . . . . . . » $0^{mm},042$
Canal excréteur transparent. . . . . » $0^{mm},0336$
Tronc des canalicules. . . . . » $0^{mm},063$

Les mensurations de Roth sont un peu inférieures aux miennes.

L'épithélium des diverses régions du canalicule peut être étudié, même sur les pièces macérées dans l'acide chlorhydrique. L'épithélium cylindrique de la première portion se conserve assez bien. Dans la seconde portion, il s'altère facilement, mais se distingue du précédent par ses cellules fortement granuleuses. Dans le canal de communication, l'épithélium se voit rarement. Si les préparations ne sont pas trop influencées par l'acide, on reconnaît que les parois du canal sont tapissées de cellules aplaties, à contenu transparent et à noyaux apparents (fig. XV). Le canal sécréteur est rempli par une masse granuleuse, foncée, dans laquelle se remarquent de nombreux points clairs brillants. A un fort grossissement on reconnaît que ces points sont de gros noyaux sphériques réfractant fortement la lumière (fig. XVII). Sur de bonnes préparations on reconnaît qu'ils sont renfermés dans des cellules cuboïdes à contenu granulé (fig. XVI). Sur des coupes d'organes durcis dans l'acide chromique, cet épithélium polyédrique est très-visible.

Dans le col de la capsule, les cellules se reconnaissent difficilement. D'après les auteurs, ce sont des cellules vibratiles à cils disposés de manière à établir un courant allant du glomérule vers le canalicule. D'après Mecznikow, les mêmes cellules existent dans le canal de communication. Leur mouvement se constate sur des reins frais; l'eau l'arrête rapidement. La capsule est tapissée d'un épithélium pavimenteux se continuant avec celui du col.

2º Vaisseaux sanguins.

L'aorte descendante donne ordinairement chez la grenouille cinq artères rénales à chacun des deux reins. Ces artères gagnent le bord interne du rein, suivent en se ramifiant la face ventrale et portent à leur extrémité externe les glomérules. Ceux-ci occupent la face ventrale de l'organe. Sur la face dorsale il n'y en a pas. Ils sont situés sur deux couches, une couche superficielle et l'autre profonde. Leur volume, assez notable en général, varie. Hyrtl a signalé que les glomérules les plus éloignés de l'artère rénale sont moins volumineux que les autres.

Les glomérules sont constitués par une réunion de capillaires. Hyrtl a constaté sur des reins imparfaitement injectés une division de l'artère afférente en un grand nombre de branches secondaires.

L'artère efférente est toujours beaucoup plus faible que l'artère afférente. Elle abouche dans un réseau de canaux assez volumineux, formant un véritable *plexus veineux*. Il n'existe pas

de réseau capillaire proprement dit. De ce plexus sortent :
1° les racines de la *veine rénale*, dont les branches parcourent
la face ventrale de l'organe ; 2° les premières branches de la
veine porte, qui occupent au contraire la face dorsale du rein
et dont le tronc longe le côté externe de l'organe.

§ 2. SALAMANDRE AQUATIQUE (TRITON).

Le rein de la salamandre aquatique présente une forme cylindrique allongée. Les uretères sont multiples et entrent dans la
glande par le côté externe.

1° *Canalicules urinifères.*

Pour étudier la disposition des canalicules urinifères, il faut
recourir à l'isolement. Les préparations obtenues me condui-
sirent à établir le trajet des canalicules de la manière suivante.
Les dernières ramifications des uretères se divisent tantôt en
deux, tantôt en trois branches, pouvant encore se diviser à
leur tour (pl. VIII, fig. VI). Le canalicule urinifère y prend
naissance par une portion très-délicate et transparente, à contenu finement granulé. Cette première partie du canalicule s'é-
largit bientôt, prend un aspect foncé, et constitue une deuxième
région assez étendue, où le canalicule est fortement contourné
et renferme des noyaux elliptiques nombreux (fig. XIV). Le
canalicule se continue ensuite avec une portion transparente,
rétrécie et très-courte. Enfin vient un canalicule d'un diamètre
double et triple, à contours moins régulièrement cylindriques,
à contenu finement granuleux, à trajet fortement contourné et
assez long (fig. VIII). Il aboutit à un col court et transparent qui
supporte le glomérule (fig. IX). Le col porte dans la plupart des
préparations un petit canalicule qui lui est identique par la
structure et que j'ai toujours vu déchiré. Ce canalicule est, dit-

on, une anastomose entre le canalicule urinifère et le canal sé-
minifère. Une fois aussi j'ai obtenu la préparation représentée
fig. X. Dans cette préparation, le col capsulaire porte un troisième
canalicule, aboutissant à un deuxième canal urinifère. Je fais
remarquer en outre le volume considérable du glomérule correspondant. On sait que dans beaucoup de reptiles, et entre
autres le triton, il y a des glomérules de grandeurs différentes; les uns petits, les autres près du double plus volumineux. Ne serait-il pas possible que les gros glomérules por-
tassent deux canalicules urinifères? D'après la fig. X, la chose
paraît exister ainsi. Dans le canalicule du triton, il existe donc
les mêmes régions que dans celui de la grenouille. La continuité
de ces diverses régions ressort clairement de la combinaison des
préparations obtenues. Les injections des canalicules sont d'une
difficulté extrême, vu le faible calibre des uretères, et je n'ai
jamais obtenu que des injections imparfaites.

Les mensurations que j'ai faites du diamètre des diverses régions donnent le résultat suivant :

Capsule. . , ...	largeur	$0^{mm},168$ à $0^{mm},210$
Col	»	$0^{mm},0084$, longueur $0^{mm},0126$
Canalicule sécréteur . .	»	$0^{mm},1050$
Canal de communication .	»	$0^{mm},0168$, longueur $0^{mm},0210$
Canal excréteur	»	$0^{mm},042$
Origine du canal excréteur.	»	$0^{mm},0252$
Tronc des canalicules . .	»	$0^{mm},0336$

Dans la portion initiale on reconnaît facilement la présence
de petits noyaux ronds (fig. XI). Un fort grossissement montre
que ces noyaux sont renfermés dans de petites cellules aplaties
rangées le long de la paroi (fig. XII).

Dans la portion large qui suit, les noyaux sont allongés et
renfermés dans des cellules cylindriques (fig. XIII). Dans le
canal intermédiaire, l'épithélium ne se conserve pas.

Enfin, dans le canal terminal, l'acide chlorhydrique détruit toujours l'épithélium et en forme une masse granulée jaunâtre ne contenant pas de noyaux. Sur des coupes de reins durcis par l'acide chromique, on reconnaît dans ces canaux un épithélium de cellules polyédriques fortement granulées et munies de noyaux volumineux.

2º *Vaisseaux sanguins.*

Les artères rénales sont au nombre de dix chez le triton. Elles parcourent la face ventrale du rein de dedans en dehors et portent les glomérules. Ceux-ci sont tous situés sur la face ventrale, comme chez la grenouille. Ils sont volumineux par rapport aux dimensions de la glande. D'après Hyrtl, ils sont plus volumineux chez le triton que chez le cheval.

Le système veineux est analogue à celui du rein de la grenouille.

TROISIÈME PARTIE.

Préparations microscopiques du rein.

Les préparations microscopiques que j'ai faites pour étudier le rein sont de deux ordres : les unes sont des préparations histologiques ordinaires, les autres des préparations spéciales à l'étude du rein. Pour ce qui concerne les premières, je crois qu'il est inutile d'en parler ici. Pour durcir un rein, pratiquer des coupes fines, employer les réactifs micro-chimiques, j'ai exactement suivi les sages conseils que M. Morel, notre maître en histologie, expose dans les premières pages de son *Traité d'histologie*. Pour injecter soit les canalicules urinifères, soit les vaisseaux sanguins, j'ai également employé le procédé que M. Morel recommande, c'est-à-dire que je me suis servi du procédé de la seringue. En outre, j'ai trouvé de nombreux renseignements pratiques dans les traités de M. Robin[1] et de Hyrtl[2]. Les préparations spéciales à l'histologie du rein consistent dans l'isolement des canalicules. Ce genre de préparation est encore peu connu. Schweigger-Seidel seul en décrit le manuel opératoire; je pense donc qu'il n'est pas sans intérêt d'exposer la manière dont j'ai obtenu cet isolement.

ISOLEMENT DES CANALICULES URINIFÈRES.

La méthode d'isolement des canalicules consiste à traiter un rein par un agent chimique, capable de dissoudre le stroma sans attaquer les éléments glanduleux, à séparer ensuite les

[1] Robin, *Du microscope et des injections.* Paris 1849.
[2] Hyrtl, *Handbuch der praktischen Zergliederungskunst.* Wien 1860.

uns des autres les canalicules et à les isoler. Moleschott et Henle essaient les premiers d'atteindre ce but, mais n'obtiennent que de très-petits fragments de canalicules; quelques anatomistes après eux expérimentent la même méthode. Parmi eux Schweigger-Seidel et Roth sont seuls arrivés à un résultat heureux; j'ai entrepris des recherches analogues.

Après de longs tâtonnements et de fréquentes déceptions j'ai obtenu des préparations assez satisfaisantes; je ne doute aucunement qu'avec un peu plus d'expérience mes résultats auraient été plus complets.

MANUEL OPÉRATOIRE.

1° Les reins employés doivent être, autant que possible, frais. Schweigger-Seidel recommande de prendre les reins d'animaux tués la veille. Les reins durcis par l'alcool peuvent encore servir, à moins que le séjour dans ce liquide n'ait été trop long. Dans ce cas, il peut être avantageux de plonger l'organe pendant quelque temps dans l'eau. Les reins durcis par l'acide chromique ne peuvent pas être employés. Les organes d'animaux de petite taille sont plus favorables que ceux des grands; leur tissu connectif est moins abondant et paraît moins résistant. En second lieu, ce n'est que sur eux qu'on peut isoler les canalicules dans une longueur suffisante pour reconnaître leurs connexions. Les reins des jeunes animaux sont préférables à ceux des vieux. Néanmoins je n'ai pas réussi sur des embryons. J'ai atteint mon but chez la souris, la taupe, la chauve-souris. Les reins d'enfants nouveau-nés sont très-recommandables; les reins d'adultes le sont moins. Un rein tout entier peut être soumis à l'action de l'acide, mais il est préférable de le réduire préalablement en petits fragments. Des reins injectés peuvent également servir.

2° On a successivement expérimenté différents liquides:

l'acide acétique a été employé par Moleschott, l'acide sulfu-
rique par Meyerstein, et enfin l'acide chlorhydrique a été re-
commandé par Henle, Schweigger-Seidel et Roth. Le liquide
le plus favorable est l'acide chlorhydrique. J'ai employé l'acide
concentré de nos pharmacies, dont la densité est de 1200.
Schweigger-Seidel emploie un acide d'une densité un peu
moindre (1120). Un acide faible agit lentement, un acide trop
fort attaque les canalicules. Une certaine quantité d'acide est
versée dans une petite capsule ou un verre à montre et on y
plonge de petites portions de rein; le tout doit être placé à
l'abri de la poussière répandue dans l'air.

3° Durée de la macération. Pour les organes frais, Schweigger-
Seidel recommande une macération de 15 à 20 heures. Pour
les organes durcis par l'alcool, il faut une macération plus
longue, de 20 à 24 heures et même 36 heures. Une macération
trop longue attaque les canalicules.

Que produit cette macération? Elle ramollit le tissu connectif, le rend plus friable et finit par le dissoudre. La disparition
du tissu ne se fait néanmoins que très-tard. Il suffit, dans les
premiers jours qui suivent la macération, de neutraliser l'acide,
pour qu'immédiatement le fragment de substance rénale re-
prenne sa consistance normale, ce qui prouve que le tissu connectif existe encore. Les vaisseaux sanguins subissent aussi
l'action de l'acide, mais à un moindre degré. Il est inexact de
dire, comme Henle, qu'ils sont complétement dissous. Les
parois des canalicules urinifères résistent; tantôt leur épithélium est attaqué, les éléments cellulaires perdent leur forme
et sont réduits en une masse granuleuse; tantôt les noyaux
et même les contours des cellules peuvent rester intacts. L'action de l'acide est plus marquée sur l'écorce que sur la moelle.
Cela s'explique par la différence de développement du stroma.
La chaleur favorise l'action de l'acide.

L'effet obtenu par la macération n'est pas toujours le même ;
il varie par suite de circonstances encore mal déterminées. Dans
certains cas, au lieu de se dissoudre, le tissu cellulaire se change
en une substance résinoïde très-tenace; dans d'autres, il ne
subit aucune influence. Cela tient-il à des altérations pathologiques du tissu? je ne saurais le dire. Quelquefois les canalicules deviennent cassants ou bien ils s'attaquent rapidement.

4° Le séjour dans l'acide étant jugé suffisant, on retire l'objet
du liquide. Il faut alors avoir soin, par des lavages réitérés,
d'enlever minutieusement tout l'acide retenu dans les préparations. Ce temps de l'opération est long, et exige beaucoup
de soins, Il n'est pas rare de reconnaître un certain temps
après une première série de lavages que la liqueur qui contient
les préparations est redevenue acide; il faut alors recommencer
les lavages une seconde et quelquefois même une troisième et
une quatrième fois. Un séjour de plusieurs jours dans l'eau
distillée achève la dissolution du tissu connectif; sans aucun
doute c'est l'acide retenu dans la préparation qui continue son
action. J'ai pensé pouvoir arrêter à volonté l'effet chimique
par l'addition d'un alcali, mais je n'ai pas tardé à voir que ce
moyen ne peut servir : l'acide n'est pas seulement neutra-
lisé, mais son effet est annulé. Enlever tout l'acide est très-
important dans le cas où l'on veut conserver plus longtemps la
préparation.

5° Le tissu cellulaire dissous, comment isoler les canalicules ?
Ce temps de la préparation est très-minutieux et exige une
grande patience. L'éraillement de la pièce macérée avec des ai-
guilles, l'agitation dans l'eau ne peuvent servir : les canalicules
se cassent, se déchirent. De longs tâtonnements m'ont conduit
à opérer de la manière suivante. Les fragments de rein se trou-
vant dans une petite capsule ou un verre de montre, j'en retire un à l'aide d'une petite baguette de verre; le maintenant

au bout de la baguette, je le trempe plusieurs fois (deux ou trois) dans une goutte d'eau placée sur une plaque porte-objet. Cette simple immersion suffit pour en détacher un certain nombre de canalicules, qui restent retenus dans la goutte d'eau. Si ce sont des faisceaux de canalicules qui se trouvent sur le porte-objet, on peut les séparer avec une fine aiguille ou en imprimant de légères secousses à la goutte d'eau ; la plupart du temps cependant on ne produit que des déchirures, et il vaut infiniment mieux recommencer une autre préparation. Malgré toutes les précautions qu'on puisse prendre, les insuccès sont toujours nombreux.

6° Les canalicules ainsi isolés doivent être examinés au microscope sans couvre-objet ; celui-ci écrase les tubes urinifères, les déchire, ou bien, dans des cas moins défavorables, les aplatit les uns sur les autres, au point que l'on ne distingue plus ce qui est anastomose ou entre-croisement de canalicules. Il est, en outre, très-avantageux de pouvoir, pendant l'examen microscopique, imprimer de légers mouvements à un canalicule, notamment quand il s'agit de reconnaître une superposition de deux canaux, chose impossible s'il y a un couvre-objet. Dans l'examen de pareilles pièces, il faut avoir grand soin de distinguer nettement les déchirures et les terminaisons naturelles ; les juxta-positions, superpositions et les anastomoses des canalicules ; ce n'est parfois qu'avec beaucoup de peine qu'on y parvient.

7° La pièce examinée, je conseille fortement de prendre immédiatement le dessin des canalicules ; car la conservation des préparations est chose difficile, et bien souvent les meilleures d'entre elles se perdent. Pour conserver une préparation, il faut s'assurer, avant tout, de l'absence complète de réaction acide du liquide qui la renferme, sans quoi l'on est exposé à voir peu à peu la pièce se dissoudre. Si le liquide est encore acide, on peut le neutraliser par une goutte de carbonate d'ammoniaque étendu. Il faut cependant ne pas oublier que les alcalis dissolvent aussi les éléments anatomiques. Si donc la préparation est rendue alcaline, on retombe dans le même inconvénient. Il est très-avantageux de colorer par le carmin les préparations à conserver; les canalicules isolés attirent très-facilement cette substance et semblent acquérir ainsi un peu plus de solidité.

Le meilleur liquide conservateur est l'eau glycérinée. L'emploi de l'eau ou de l'eau sucrée est moins avantageux. L'alcool ne m'a pas rendu les services que je lui demandais.

La préparation doit être conservée dans une *cellule;* parce qu'elle ne supporte aucune pression. Les cellules que j'ai employées consistent en une simple couche de bitume de Judée, interposée entre le porte-objet et le couvre-objet.

D'après ce qui vient d'être dit, il est facile de comprendre que la préparation et la conservation des canalicules isolés est difficile et que, malgré toutes les précautions prises, on est toujours exposé à en perdre un certain nombre et parfois de très-précieuses.

CONCLUSIONS PHYSIOLOGIQUES.

Nous avons vu plus haut que le système glandulaire du rein se compose de deux parties bien distinctes : l'une constituée par des tubes droits ramifiés, l'autre par des canalicules qui y font suite et se prolongent jusqu'aux glomérules.

Tout le monde est d'accord pour reconnaître que les tubes de Bellini sont des canaux conducteurs. Un épithélium tel que celui qu'ils présentent, c'est-à-dire pavimenteux dans la partie ramifiée des canalicules, tendant à devenir cylindrique dans les troncs, se rencontre dans les canaux excréteurs des glandes.

Les tubes corticaux, au contraire, tubes à épithélium de cellules polyédriques fortement granulées, remplissent certainement un rôle physiologique plus important. Les physiologistes allemands leur attribuent un pouvoir sécréteur spécial. Schweigger-Seidel[1] et déjà Wittich[2] font remarquer que les cellules épithéliales des canaux contournés présentent souvent, même dans les reins normaux, une infiltration graisseuse prononcée, circonstance qui indiquerait selon eux un travail intra-cellulaire très-actif. Kollmann[3] va jusqu'à admettre une fonte de ces cellules et pense qu'elle est suivie d'une régénération épithéliale comme dans d'autres glandes. Sur des reins frais, je n'ai jamais rencontré l'infiltration graisseuse observée par ces auteurs. Par contre, dans mes préparations obtenues par la macération acide, j'ai fréquemment vu les éléments cellulaires remplis de gouttelettes graisseuses et quelquefois entièrement dissociés en graisse. Or c'est précisément sur de telles préparations que Schweigger-Seidel a fait ses observations. Il est donc permis de regarder les dépôts graisseux intra-cellulaires comme des productions artificielles, nullement physiologiques, et la composition même des cellules ne prouve aucunement qu'il se passe en elles un travail de sécrétion.

D'autre part, on sait que la pression sanguine est beaucoup plus faible dans le réseau capillaire que dans le glomérule, et qu'une partie des liquides du sang s'échappe du glomérule et passe dans le canal urinifère; dès lors la pression des liquides que celui-ci contient doit nécessairement se rapprocher de la pression intra-glomérulaire et être supérieure à la pression intra-capillaire. Le mouvement du liquide se produira donc du canalicule vers le système capillaire, et les cellules épithé-

---

[1] Schweigger-Seidel, *loc. cit.*, p. 18.
[2] Wittich, *Virchow's Archiv*, t. X, p. 325.
[3] Kollmann, *loc. cit.*, p. 120.

liales des canalicules, au lieu de sécréter, reprendront certains produits du contenu des canalicules pour les rendre au sang. M. Küss, professeur de physiologie à la faculté de médecine de Strasbourg, enseigne depuis de longues années, que ce qui transsude par le glomérule est du sérum, et que les cellules épithéliales du tube urinifère reprennent l'albumine de ce sérum. Il est facile de voir, d'après ces quelques mots de physiologie, que la structure du rein, quoique très-compliquée d'après les recherches modernes, répond encore en tout point à la théorie de M. Küss sur la sécrétion rénale.

Pourquoi maintenant les tubes glandulaires ont-ils un trajet si long et si compliqué? Pourquoi ce luxe de canaux? N'est-ce pas là une disposition destinée à retenir aussi longtemps que possible le liquide contenu dans les tubes contournés et à faciliter la résorption opérée par l'épithélium? S'il ne s'agissait que d'une simple excrétion de produits sécrétés par l'épithélium glandulaire, cette disposition serait inutile.

Enfin, il est permis de se demander si les différents segments du canalicule n'ont pas des propriétés physiologiques différentes. Le problème est difficile à résoudre, mais non pas insoluble. En effet, nous avons vu qu'on rencontre parfois les anses infiltrées de graisse ou remplies de quelques autres produits, quand les tubes contournés sont parfaitement sains. Il n'est donc pas impossible, en comparant les analyses des urines de malades albuminuriques et polyuriques et les résultats fournis à l'autopsie par l'examen microscopique de leurs reins, de trouver une solution à la question.

INDEX BIBLIOGRAPHIQUE.

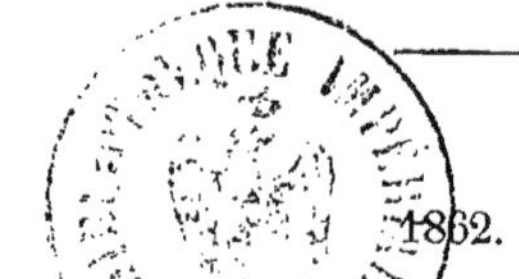

1862.

Henle. Zur Anatomie der Niere. Nachrichten von der G. A. Universität zu Göttingen, nos 4 et 7.

Henle. Zur Anatomie der Niere, in Abhandlungen der königl. Gesellschaft der Wissenschaften zu Göttingen, t. X.

1863.

Kölliker. Handbuch zur Gewebelehre des Menschen, 4e édit. Leipzig 1863.

Henle. Zeitschrift für rationelle Medicin von Henle und Pfeufer, 3e série, t. XIX. Bericht über die Fortschritte der Anatomie.

Frey. Das Mikroskop und die mikroskopische Technik. Leipzig 1863, p. 356.

Hyrtl. Ueber die Injectionen der Wirbelthiernieren und deren Ergebnisse. Sitzungsbericht der kaiserlichen Akademie der Wissenschaften, vol. XLVII, 3e partie. Wien 1863. Résumé dans le Centralblatt für medic. Wissensch. 1863, no 47, p. 739.

Luscka. Anatomie des Menschen. Tübingen, t. II, 1re partie, p. 299.

Krause. Nachrichten der G. A. Universität und der königl. Gesellschaft der Wissenschaften zu Göttingen, no 18. 9 sept. 1863.

Ludwig und Zawarykin. Ueber den Zusammenhang der verzweigten Kanäle Henle's mit den gewundenen Schläuchen der Nierenrinde, in Zeitschrift für rationelle Medicin, 3e série, vol. XX, p. 185, et Zur Anatomie der Niere. Sitzungsbericht der kais. Akademie der Wissenschaften, vol. XLVIII.

Colberg. Centralblatt für medicinische Wissenschaften, 1863, nos 48 et 49, p. 753.

Chrzonszczewsky. Centrablatt für medicinische Wissenschaften, no 48, p. 756.

Schweigger-Seidel. Ueber die Drüsenkanälchen der Niere. Centralblatt für med. Wissensch., no 53, p. 835.

Ludwig und Zawarykin. Die Lymphwurzeln in der Niere. Zeitschrift für rationelle Medicin, 3e série, vol. XX, p. 189.

J. A. Fort. Traité élémentaire d'histologie. Paris 1863.

81

1864.

Schultze et Odhenius. Sitzung der Niederrheinischen Gesellschaft für Natur-
und Heilkunde, 13 janvier 1864. Berliner klinische Wochenschrift, 1864,
n° 10.

Kollmann. Zur Anatomie der Niere. Zeitschrift für wissenschaftliche Zoologie
von v. Siebold und Kölliker, t. XIV, p. 112. Leipzig, Janvier 1864.

Roth. Untersuchungen über die Drüsensubstanz der Niere. Bern 1864 (Diss.
inaug.), et dans Schweizerische Zeitschrift für Heilkunde, 1864, p. 1. Compte
rendu, par M. Beaunis, dans la Gazette médicale de Paris, 1866.

P. Steudener. Nonnulla de penitiore renum structura et physiologica et pathologica. Halis 1864 (Dissert.).

Hertz. Greifswalder medicinische Beiträge, t. III, p. 93.

Chrzonszczewsky. Anatomie der Niere, in Virchow's Archiv, n° 55, t. XXXI,
p. 152. Compte rendu, par M. Beaunis, dans la Gazette médicale de Paris,
1866.

Stein. Zur Anatomie der Niere. Centralblatt für medicinische Wissenschaften,
n°s 43 et 48.

Ludwig. Ueber die Beziehungen zwischen Bau und Function der Niere. Wiener
medicinische Wochenschrift, 1864, n°s 3, 14 et 15.

Henle. Systematische Anatomie, vol. II. Braunschweig 1864.

G. Morel. Traité élémentaire d'histologie humaine. Paris 1864.

G. Pouchet. Précis d'histologie humaine d'après les travaux de l'école française.
Paris 1864.

Sappey. Traité d'anatomie descriptive. Paris 1864.

1865.

Schweigger-Seidel. Die Nieren des Menschen und der Säugethiere in ihrem
feineren Bau. Halle 1865.

Stein. Die Harn- und Blutwege d. Säugethierniere, in Würzburger medicinische
Zeitschrift, n° 1. Compte rendu, par M. Beaunis, dans la Gazette médicale de
Paris, 1867.

Stein. Notizen zur Nierenfrage. Abwehr und Verständigung für Hern. Doct.
Schweigger-Seidel, in Halle. Même recueil, liv. III, p. 225.

Schweigger-Seidel. Bemerkungen zu einer Arbeit über die Harn- und Blutwege
der Säugethiere. Même recueil, liv. IV, p. 431.

Frey. Das Mikroskop und die mikroskopische Technik, 2e édit. Leipzig 1865,
p. 289.

Stilling. Ein Beitrag zur Histologie der Niere. Marburg 1865 (Diss.).

Marc Sée. Structure des reins, dans Archives générales de médecine, 6e série,
t. V, p. 176. 1865.

G.

1866.

Henle. Handbuch der systematischen Anatomie des Menschen, t. II, p. 295. Braunschweig 1866.

Cruveilhier. Anatomie descriptive, 4e édit. Paris 1866.

Mecznikow. Zur vergleichenden Histologie der Niere, in Nachrichten von der königl. Gesellschaft der Wissenschaften und der G. A. Universität zu Göttingen, no 5. Février 1866.

Hüfner. Zur vergleichenden Anatomie und Physiologie der Harncanälchen. Leipzig 1866.

1867.

Frey. Handbuch der Histologie und Histochemie des Menschen, 2e édit., Leipzig 1867, p. 566.

Kölliker. Handbuch der Gewebelehre des Menschen, 5e édit. Leipzig 1867, p. 487.

Rindowsky. Zur Kenntniss der Harnkanälchen. Dans Archiv für pathologische Anatomie und Physiologie von R. Virchow, 1867, t. XLI. p. 278.

Beaunis et Bouchard. Nouveaux éléments d'anatomie descriptive. Paris 1867.

Sucquet. D'une circulation du sang spéciale au rein des animaux vertébrés mammifères. Paris 1867.

TABLE DES MATIÈRES.

EXPLICATION DES PLANCHES[1].

PLANCHE I.

Fig. I. — Coupe transversale prise sur le sommet d'une papille d'un rein de nouveau-né, montrant deux pores papillaires, dont l'épithélium est tombé, limités par le stroma et laissant voir les cloisons de bifurcation.

Fig. II. — Coupe transversale du sommet de la pyramide. 1. Section des tubes de Bellini dont l'épithélium est tombé. 2. Section des tubes de Henle, de calibre variable, dont l'épithélium est rendu méconnaissable par la préparation. Les vaisseaux sanguins ne se reconnaissent que difficilement. Rein d'homme adulte, durci par la cuisson. Gross. 150.

Fig. III. — Coupe transversale de la base de la pyramide. 1. Section des tubes de Bellini dont l'épithélium est tombé. 2. Section des tubes de Henle de différents diamètres avec épithélium rendu méconnaissable. Rein d'homme adulte, durci par la cuisson. Gross. 150.

Fig. IV. — Coupe transversale du sommet de la pyramide. 1. Section d'un tube de Bellini dont l'épithélium est tombé. 2. Section des tubes de Henle, les uns avec épithélium, les autres sans épithélium. 3. Section d'un tube de Henle avec épithélium plus développé. Rein d'adulte, durci par l'acide chromique. Gross. 400.

Fig. V. — Coupe transversale de la base de la pyramide. 1. Section d'un tube de Bellini dont l'épithélinm est détaché. 2. Section des tubes de Henle avec épithélium. 3. Section d'un tube de Henle avec épithélium plus développé. 4. Section de vaisseaux sanguins contenant des globules sanguins. Rein d'adulte, durci par l'acide chromique. Gross. 400.

Fig. VI. — Coupe prise dans la substance corticale. Canalicules contournés sectionnés, les uns transversalement, les autres obliquement, et canalicules étroits. Rein d'adulte, durci par l'acide chromique. Gross. 200.

Fig. VII. — Coupe transversale de la substance médullaire d'un rein d'enfant. 1. Section des tubes de Bellini avec 2, leur épithélium. 3. Section des tubes de Henle. Gross. 250.

---

[1] Toutes les figures de ces planches ont été dessinées d'après nature par moi-même, et la plupart à l'aide de la chambre claire.

PLANCHE II.

Canalicules en anse. Canalicules de Henle.

Fig. 1. — Coupe longitudinale de la substance médullaire d'un rein d'homme : tubes de Bellini et tubes de Henle dont quelques-uns montrent des anses. Gross. 70.

Fig. II. — Coupe longitudinale de la substance médullaire (région corticale) du rein d'un albuminurique. Anses fortement infiltrées de graisse. La préparation a été traitée par l'acide chlorhydrique pendant vingt-quatre heures. Gross. 100.

Fig. III. — Coupe longitudinale de la substance médullaire (région corticale) d'un rein de porc, traitée pendant vingt-quatre heures par l'acide chlorhydrique ; nombreuses anses de Henle. Gross. 100.

Fig. IV. — Coupe longitudinale de la substance médullaire d'un rein d'homme, traitée pendant cinq minutes par une solution de potasse concentrée et montrant des tubes de Henle. Gross. 100.

PLANCHE III.

Rein de chauve-souris. Canalicules urinifères isolés [1] (Gross. 60).

Fig. I, II et III. — Canalicules corticaux isolés. 1. Capsule. 2. Canalicule contourné. 3. Canalicule de Henle.

Fig. IV. — 1. Capsule. 2. Canalicule contourné. 3. Canalicule de Henle. Branche étroite. 4. Commencement de la branche large.

Fig. V. — 1. Fragment de canalicule cortical. 2. Canalicule rétréci en continuité avec 3. Canalicule large de Henle.

Fig. VI. — Canalicule de Henle. 1. Branche étroite. 2. Branche large.

Fig. VII et VIII. — Canalicules de Henle. 1. Partie étroite. 2 Partie large. 3. Canalicule intermédiaire.

Fig. IX. — Canalicule de Henle. 1. Partie étroite. 2. Partie large se rétrécissant en 3. 4. Canalicule intermédiaire.

Fig. X. — Canalicule cortical. Épithélium après macération dans l'acide chlorhydrique. Gross. 190.

Fig. XI. — Canalicule étroit de Henle. Épithélium après macération dans l'acide chlorhydrique. Gross. 250.

Fig. XII. — Canalicule intermédiaire. Épithélium après macération dans l'acide chlorhydrique. Gross. 200.

[1] Dans les préparations par isolement, les canalicules perdent leurs rapports réciproques ; ils subissent des courbures qu'ils ne possèdent pas dans le parenchyme rénal. Tous les canalicules isolés des pl. III, IV, V, VI et VII sont fidèlement reproduits d'après les préparations. Ils montrent donc des configurations tout à fait artificielles.

87

PLANCHE IV.

Rein de chauve-souris. Canalicules isolés. Gross. 60.

Fig. I. — 1. 1. Canalicules de Henle, partie large. 2. 2. Canalicules intermédiaires. 3. 3. Terminaisons d'un canalicule de Bellini 4.

Fig. II. — 1. 1. Canalicules de Henle, dont l'un porte sa branche rétrécie.
2. 2. Canaux intermédiaires. 3. Leur tronc commun. 4. Tube de Bellini.

Fig. III. — 1. Canalicule de Henle. 2. Son canal intermédiaire se réunissant
à un deuxième canalicule intermédiaire 3, pour former le canalicule 4. Celui-ci
reçoit un troisième canalicule intermédiaire 5, et constitue le canalicule de
Bellini 6.

Fig. IV. — Canalicules de Bellini ramifiés portant plusieurs canaux intermédiaires.

Fig. V. — Canalicule de Bellini avec une ramification latérale.

Fig. VI. — Rameau d'un tube de Bellini avec épithélium, après macération
dans l'acide chlorhydrique. Gross. 190.

Fig. VII. — Groupe de canalicules pris dans la substance médullaire. 1. Anse
de Henle, partie rétrécie. 2. 2. 2. Tubes larges de Henle. 3. Tube de Bellini.
4. 4. Canalicules intermédiaires. Gross. 40.

PLANCHE V.

Rein d'un enfant âgé de deux mois. Canalicules isolés. Gross. 70.

Fig. I. — Canalicule cortical. 1. Capsule de Bowman avec son glomérule.
2. Canalicule contourné.

Fig. II. — 1. Capsule de Bowman. 2. Canalicule contourné. 3. Sa partie rectiligne. 4. Commencement du tube étroit de Henle.

Fig. III, IV, V, VI et VII. — 1. Canalicule cortical. 2. Canalicule étroit de
Henle.

Fig. VIII. — 1. Canalicule étroit de Henle aboutissant à 2, un canalicule plus
large, mais transparent.

Fig. IX. — Canalicule contourné. Épithélium après macération dans l'acide
chlorhydrique. Gross. 200.

Fig. X. — Canalicule étroit de Henle. Épithélium après macération dans l'acide
chlorhydrique. Gross. 350.

PLANCHE VI.

Rein d'enfant âgé de deux mois. Canalicules isolés. Gross. 70.

Fig. I. — 1. Canalicule large de Henle aboutissant à 2, canalicule intermédiaire.

Fig. II. — 1. Canalicule intermédiaire. 2. Rameau d'un canalicule de Bellini.

88

Fig. III. — 1. Canalicule intermédiaire. 2. Rameau d'un canalicule de Bellini. 3. Une ramification latérale.

Fig. IV. — Ramification terminale d'un tube de Bellini.

Fig. V. — 1. Canalicule de Bellini, portant un premier canalicule intermédiaire 2, un deuxième 3-4, se rétrécissant en 5. 6, Canalicule étroit de Henle. 7. Canalicule large de Henle. 8. Bifurcation terminale du canalicule de Bellini.

Fig. VI. — Ramification d'un tube de Bellini. Deux rameaux 1, 1, formant le canalicule 2, qui constitue avec le canal 3, le tronc 4.

Fig. VII. — Bifurcation médullaire d'un tube de Bellini.

Fig. VIII. — Canalicule intermédiaire, épithélium après macération dans l'acide chlorhydrique. Gross. 300.

Fig. IX. — Canalicule de Bellini, rameau cortical. Épithélium après macération dans l'acide chlorhydrique. Gross. 300.

PLANCHE VII.

Injections du rein.

Fig. I. — Rein de porc. Terminaison en arc d'un canalicule de Bellini dans la substance corticale.

Fig. II. — Terminaison d'un canalicule de Bellini dans la substance corticale.

Fig. III. — Canalicule de Bellini portant un tube de Henle.

Fig. IV. — Tube de Henle aboutissant à un canal intermédiaire.

Fig. V et VI. — Rein d'un enfant nouveau-né de quinze jours. Canalicules de Bellini avec origine des tubes de Henle.

Fig. VII et VIII. — Canalicules de Bellini ramifiés.

(Ces figures sont prises sur des coupes de reins injectés par l'uretère.)

Fig. IX. — Coupe longitudinale de la substance médullaire d'un rein d'enfant injecté par l'uretère, montrant des anses de Henle injectées.

Fig. X. — Coupe de la substance corticale d'un rein de porc. Canalicules contournés et capsules de Bowman injectés.

Fig. XI. — Capsule de Bowman isolée d'un rein de grenouille injecté par l'uretère.

Fig. XII. — Rein d'enfant. Injection artérielle. Glomérules. Gross. 80.

Fig. XIII. — Rein de lapin. Injection artérielle. Capillaires des tubes contournés. Gross. 150.

Fig. XIV. — Rein de lapin. Injection artérielle. Capillaires des rayons médullaires. Gross. 150.

Fig. XV. — Rein de lapin. Injection artérielle. Glomérules du voisinage de la substance médullaire avec vaisseaux efférents, se ramifiant en *arteriolæ rectæ*. Gross. 80.

Fig. XVI. — Rein de chat. Injection veineuse. Veines corticales et veines droites de la substance médullaire. Gross. 80.

PLANCHE VIII.

Reins de batraciens. Canalicules isolés. Gross. 80.

1. CANALICULES DE LA GRENOUILLE.

Fig. I et II. — 1. Rameau de l'uretère. 2. Origine d'un canalicule urinifère. 3. Partie excrétante.

Fig. III. — 1. Partie excrétante. 2. Partie intermédiaire. 3. Partie sécrétante.

Fig. IV. — 1. Partie sécrétante. 2. Col de la capsule. 4. Capsule de Bowman avec son glomérule.

Fig. V. — 1. Rameau de l'uretère. 2. Origine du canalicule. 3. Partie excrétante. 4. Partie intermédiaire. 5. Partie sécrétante. (Cette préparation n'a pas pu être conservée.)

2. CANALICULES DU TRITON.

Fig. VI et VII. — 1. Rameau de l'uretère. 2. Origine des canalicules urinifères. 3. Partie excrétante.

Fig. VIII. — 1. Partie excrétante. 2. Partie intermédiaire. 3. Partie sécrétante.

Fig. IX. — 1. Partie excrétante. 2. Partie intermédiaire. 3. Partie sécrétante aboutissant au col de la capsule. 4. Petit canalicule qui s'en sépare. 5. Capsule de Bowman.

Fig. X. — 1. Canalicule sécréteur. 2. Col de la capsule. 3. Capsule de Bowman. 4. Autre canalicule sécréteur se réunissant au col de la capsule. 5. Troisième canalicule se séparant du col. 6. Vaisseaux afférent et efférent du glomérule.

Fig. XI. — Origine du canalicule urinifère d'un triton. Épithélium. Gross. 160.

Fig. XII. — Même canalicule. Gross. 250.

Fig. XIII. — Canalicule excréteur du triton. Épithélium. Gross. 190.

Fig. XIV. — Même canalicule. Gross. 120.

Fig. XV. — Canalicule intermédiaire de la grenouille. Épithélium. Gross. 250.

Fig. XVI. — Canalicule sécréteur de la grenouille. Épithélium. Gross. 190.

Fig. XVII. — Même canalicule. Gross. 100.

PLANCHE IX.

Fig. I. — Schema du trajet d'un canalicule urinifère de l'homme, tel qu'il est permis de l'établir d'après les résultats fournis par les injections par l'uretère et les préparations par isolement : 1 Surface d'une papille rénale. 2 Surface du rein. 3 Limite entre la substance corticale et la substance médullaire. *a. a.* Glomérules de Malpighi. *b. b.* Canalicules contournés. *c. c.* Leur partie droite. *d. d.* Canalicules étroits de Henle. *e. e.* Anses. *f. f.* Canalicules larges de Henle.

g. g. Canalicules de communication, se réunissant avec plusieurs autres pour former *h.* Un canalicule de Bellini. Celui-ci forme, avec plusieurs autres canalicules de Bellini, un tronc s'ouvrant en *i* sur le sommet de la papille.

Fig. II. Schema du trajet d'un canalicule urinifère de la grenouille *a.* Une ramification de l'uretère. *b. b.* Origine des canalicules urinifères. *c.* Portion excrétante d'un canalicule. *d.* Canal de communication. *e.* portion sécrétante. *f.* Col de la capsule de Bowman.

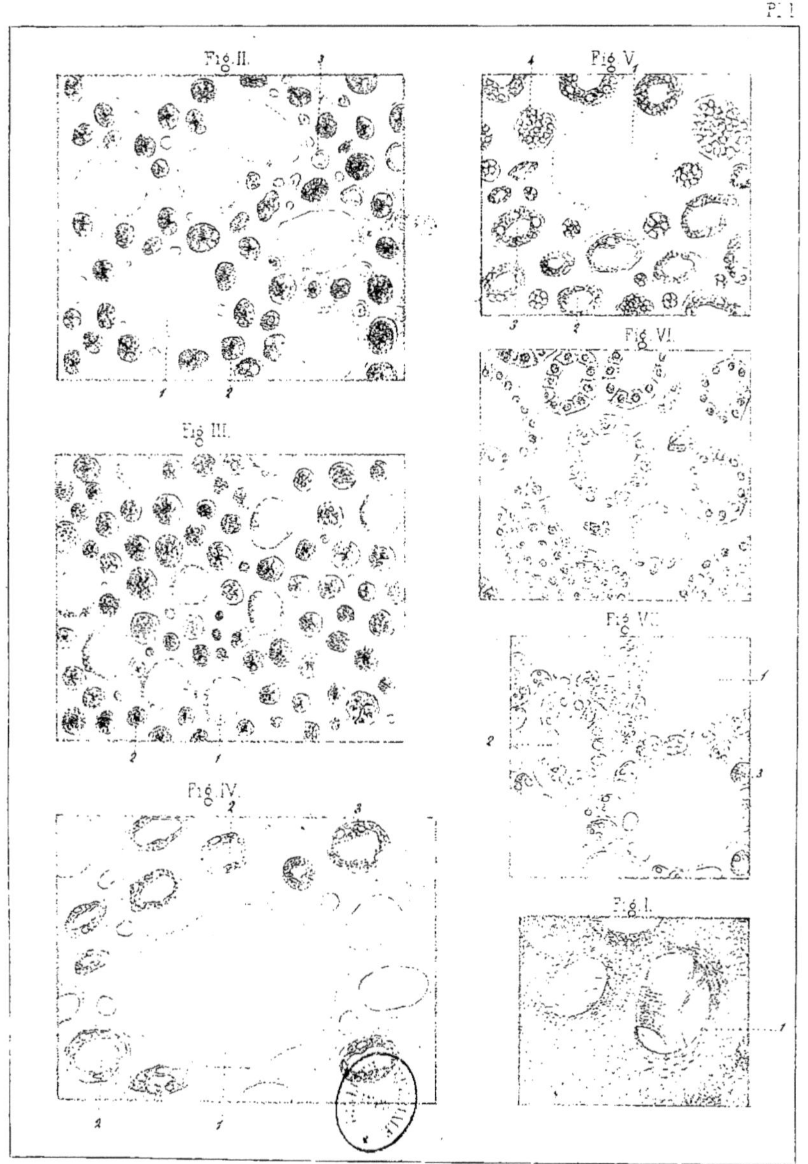
Fig. II.
Fig. V.
Fig. VI.
Fig. III.
Fig. VII.
Fig. IV.
Fig. I.

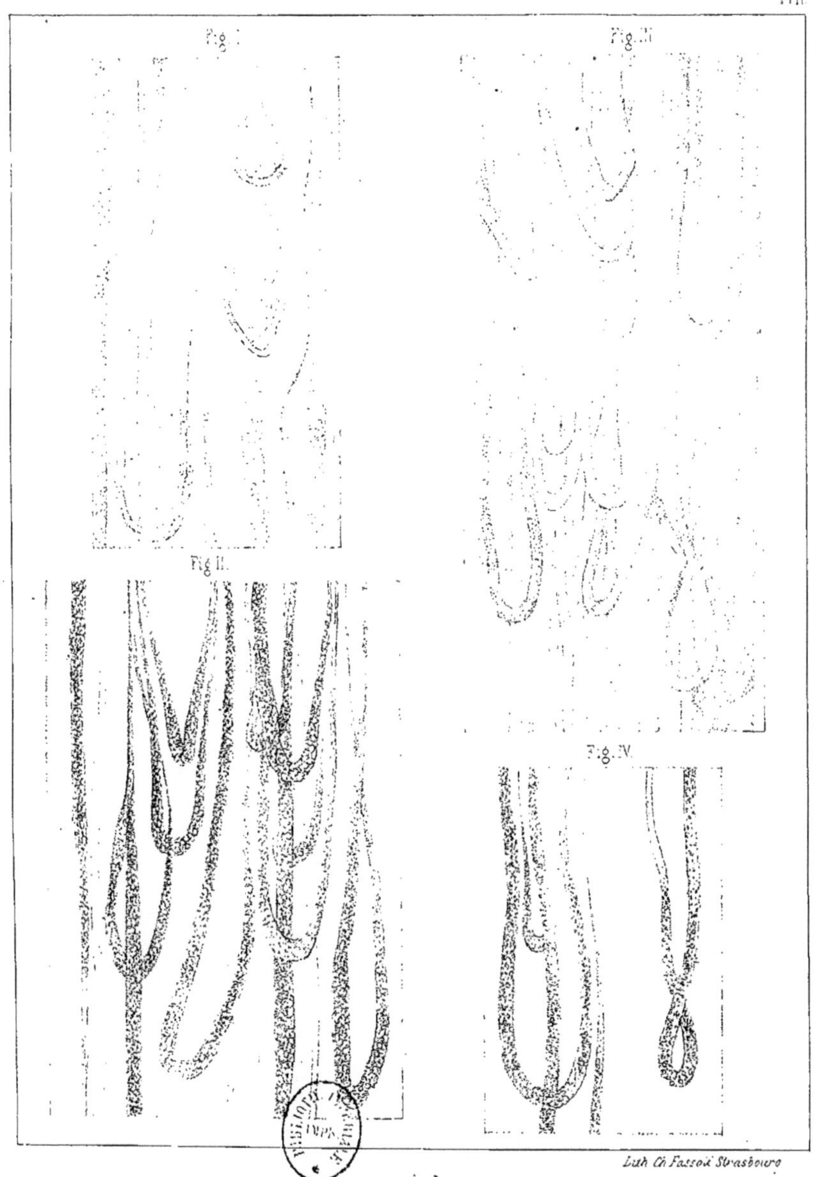
Fig.I.
Fig.II.
Fig.III.
Fig.IV.
Lith Ch Fasoli Strasbourg

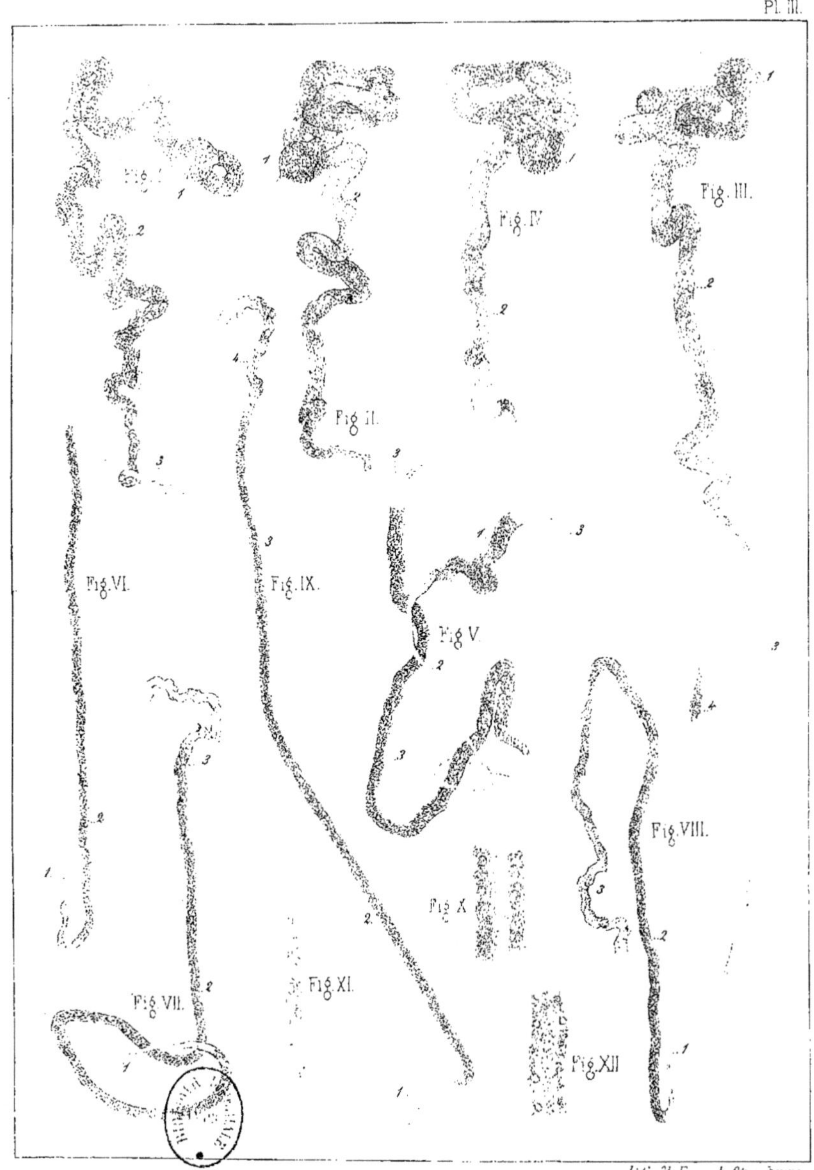
Fig. I.
Fig. II.
Fig. III.
Fig. IV.
Fig. V.
Fig. VI.
Fig. VII.
Fig. VIII.
Fig. IX.
Fig. X.
Fig. XI.
Fig. XII.

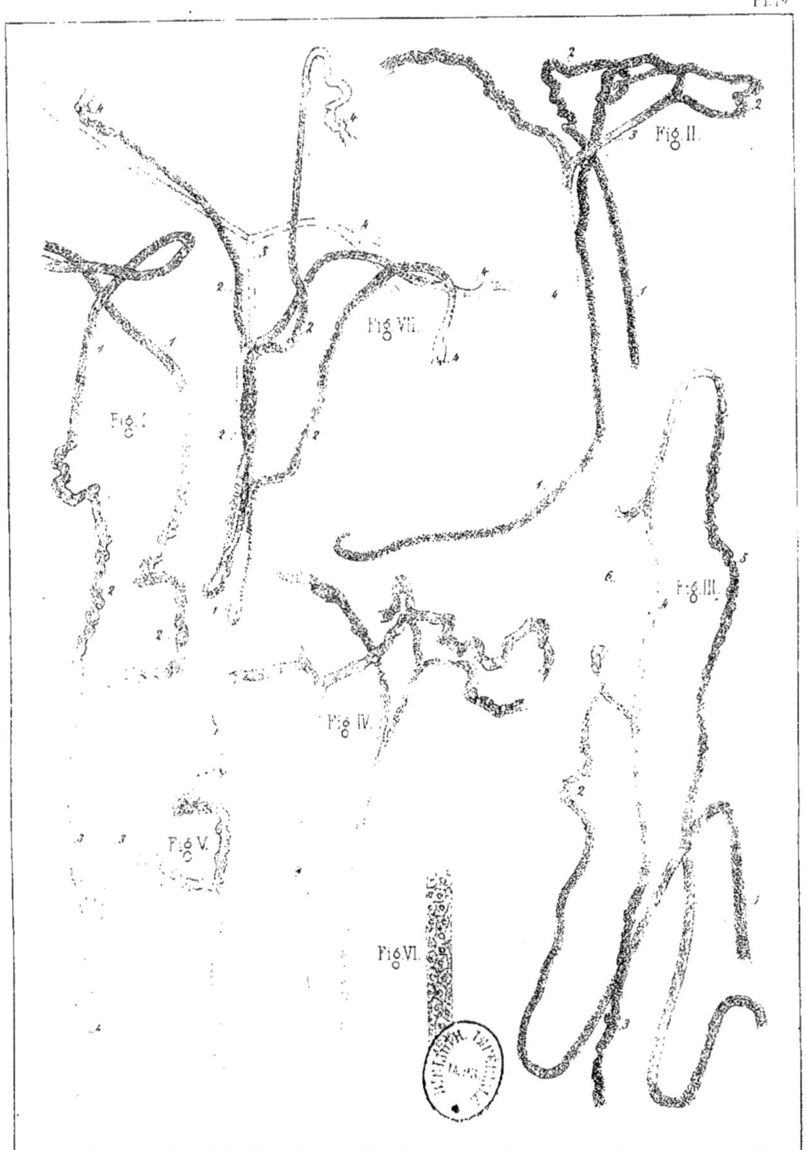
Fig. II.
Fig. VII.
Fig. I.
Fig. III.
Fig. IV.
Fig. V.
Fig. VI.

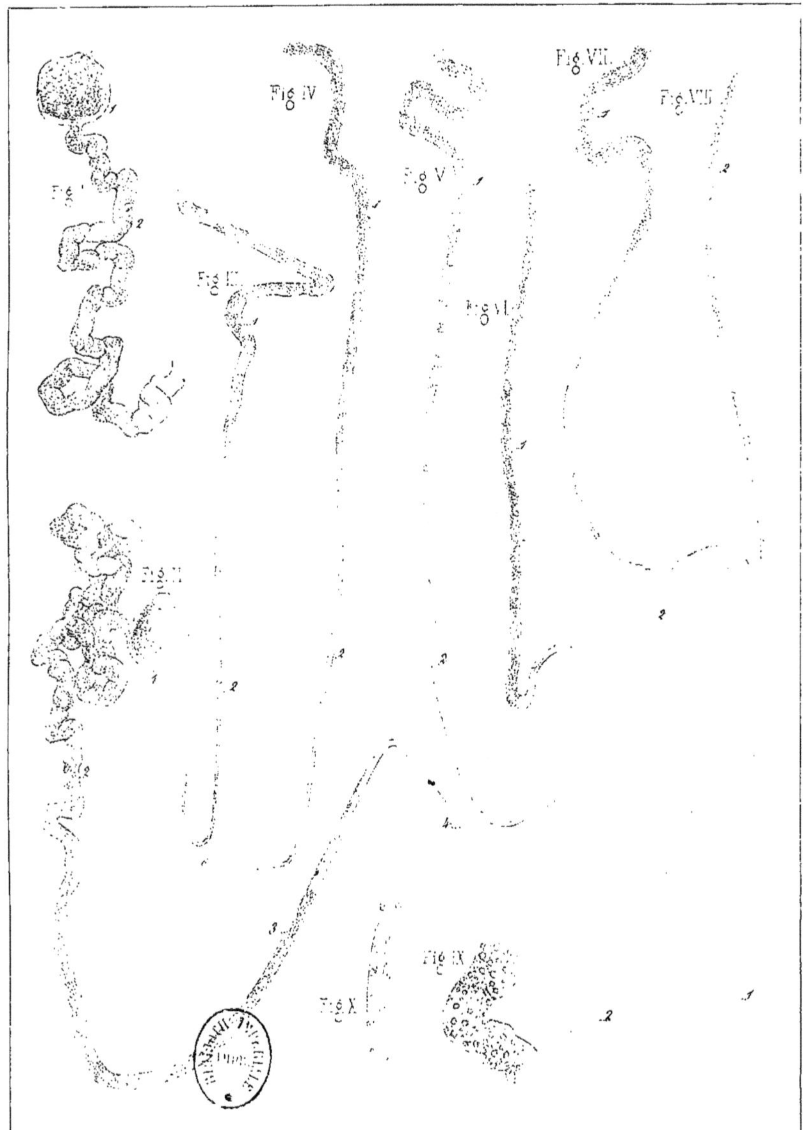
Fig. IV
Fig. V
Fig. VI
Fig. VII
Fig. VIII
Fig. IX
Fig. X

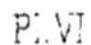

Pl. VI

Fig. I
Fig. II
Fig. III
Fig. IV
Fig. V
Fig. VI
Fig. VII
Fig. VIII
Fig. IX

Lith. Ch. Fasoli Strasbourg

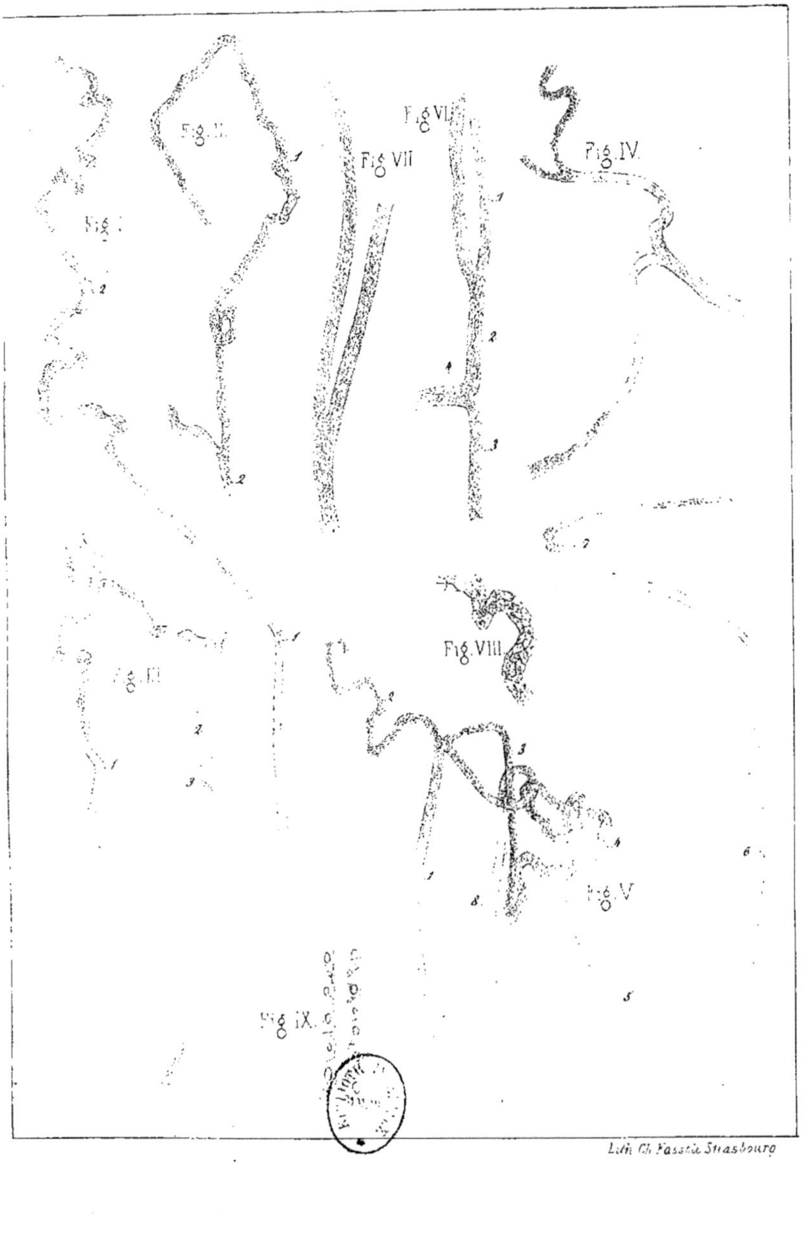

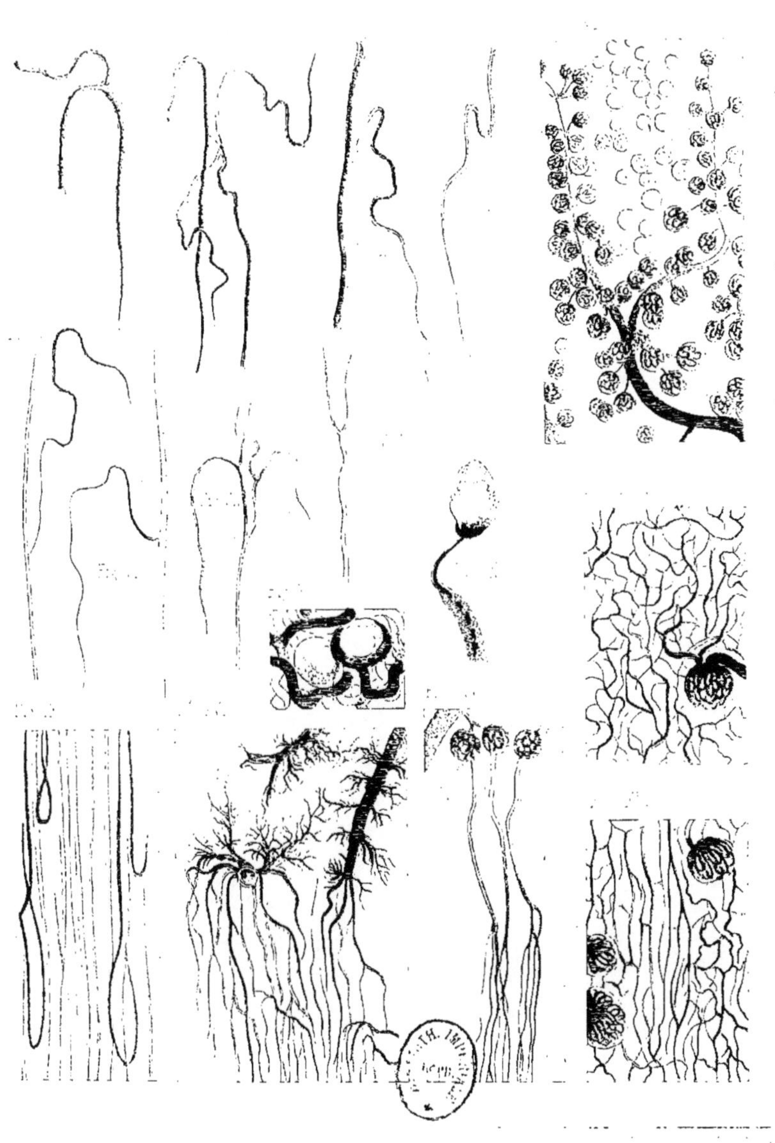

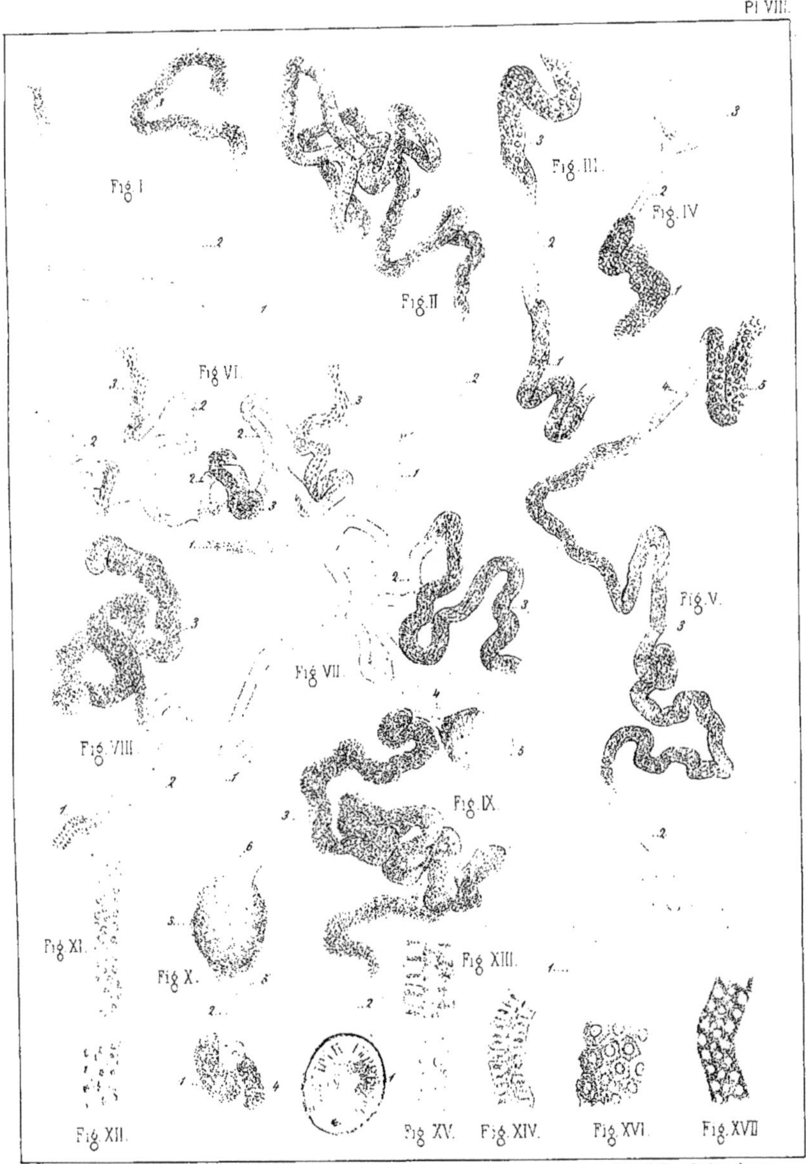

Fig. I.
Fig. II.
Fig. III.
Fig. IV.
Fig. V.
Fig. VI.
Fig. VII.
Fig. VIII.
Fig. IX.
Fig. X.
Fig. XI.
Fig. XII.
Fig. XIII.
Fig. XIV.
Fig. XV.
Fig. XVI.
Fig. XVII.

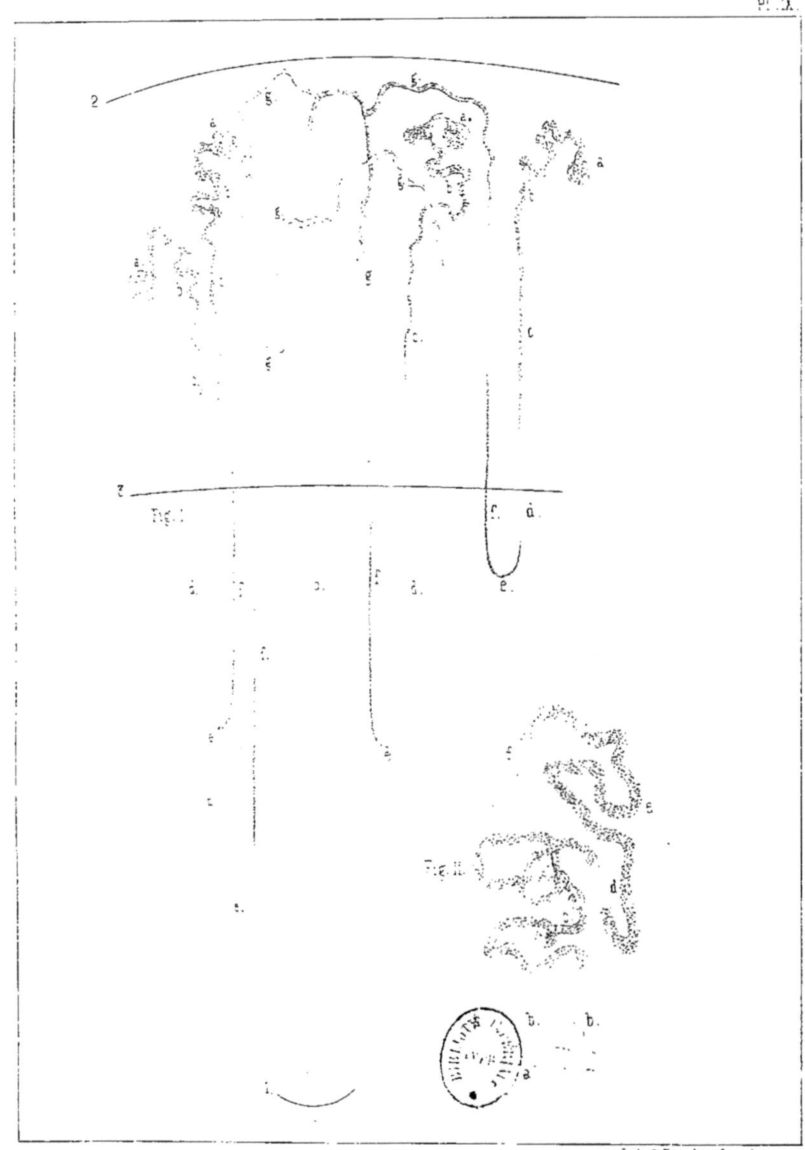

Pl. IX
2
Fig.I
Fig.II
Lith. O. Fessel à Strasbourg